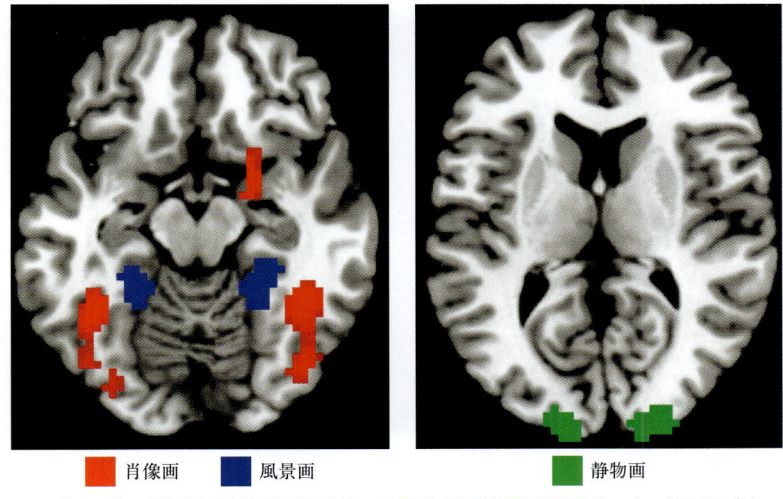

| ■ 肖像画 | ■ 風景画 | ■ 静物画 |

口絵 1　左：肖像画（紡錘状回顔領域），風景画（海馬傍回場所領域），右：静物画（外側後頭複合部）を見ているときの脳の活動 → 図 2.1（p.18）

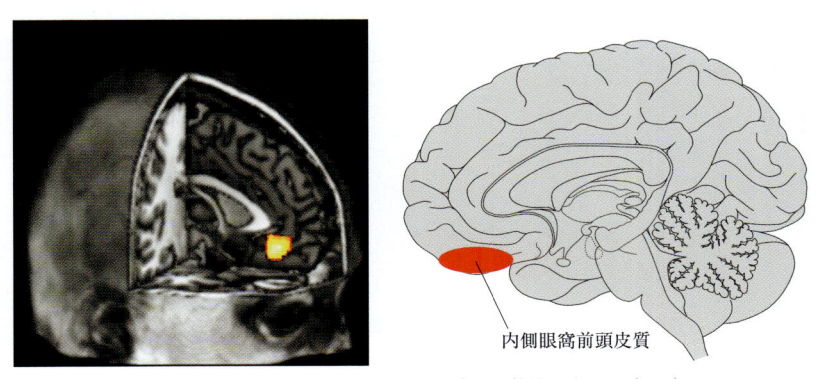

内側眼窩前頭皮質

口絵 2　内側眼窩前頭皮質の活動と脳内での位置 → 図 2.2（p.20）

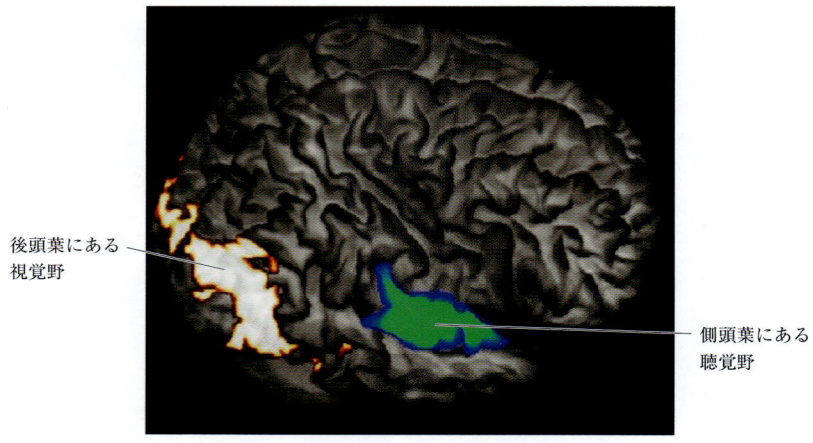

後頭葉にある
視覚野

側頭葉にある
聴覚野

口絵 3　後頭葉にある視覚野と側頭葉にある聴覚野 → 図 2.3　(p.22)

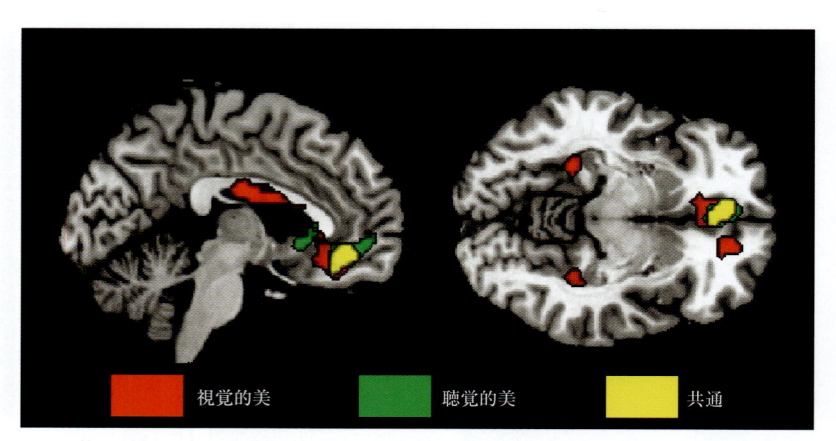

視覚的美　　　　聴覚的美　　　　共通

口絵 4　視覚的美と聴覚的美で賦活する部位，そして両方の美で共通して賦活する内
　　　側眼窩前頭皮質
　　　正中断面（左），水平断面（右）．（Ishizu & Zeki, 2011 から改変）→ 図 2.4　(p.24)

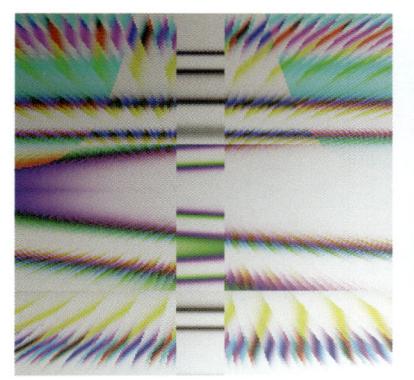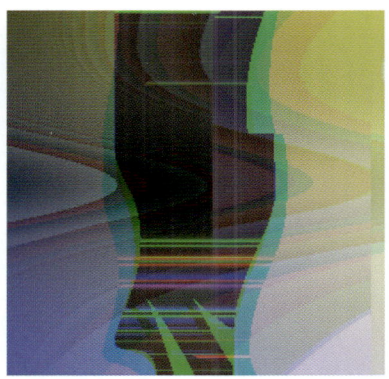

口絵5　文脈効果実験の画像刺激の例

実験では，左は美術館所蔵作品，右は CG とラベルづけされる．→ 図 4.1（p.44）

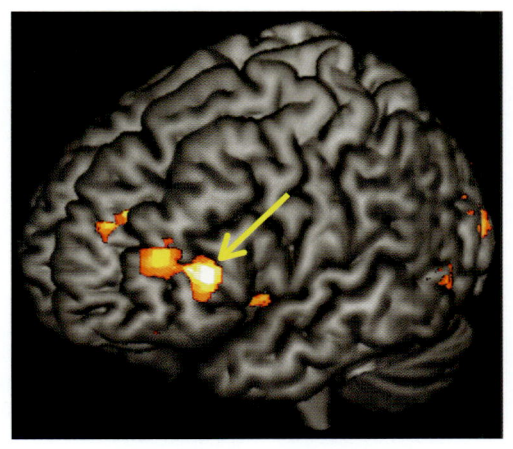

口絵6　他人の意見に流されにくい人の脳で活動をみせた背外側前頭前皮質

→ 図 4.2（p.47）

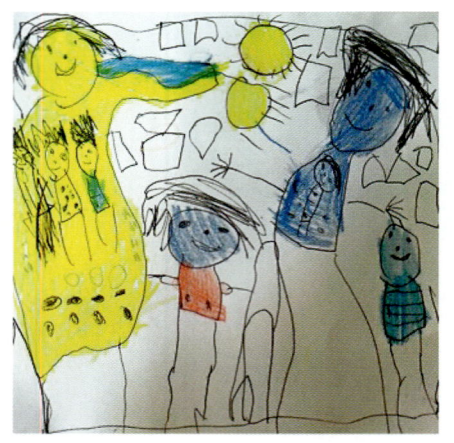
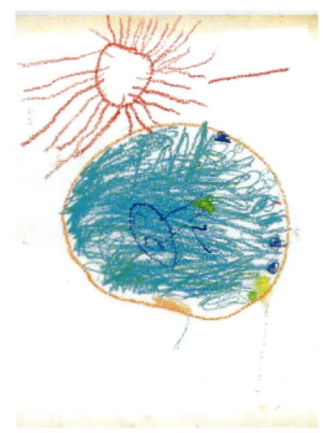

口絵 7　子どもの描いた黄色と赤色の太陽

（左）英国の 4 歳児 Sora Naito Roberts の作品，（右）日本の 3 歳児の作品．（私信より改変）→ 図 5.2（p.58）

素人　　　　　　　　　　　　エキスパート

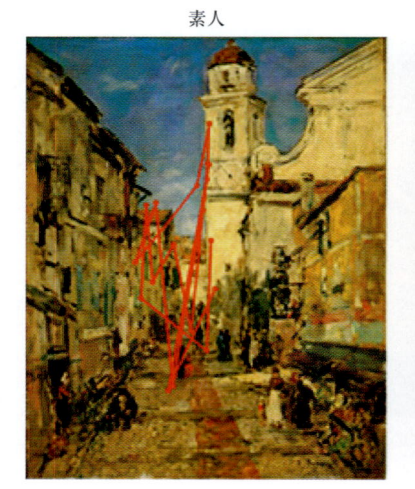
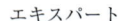
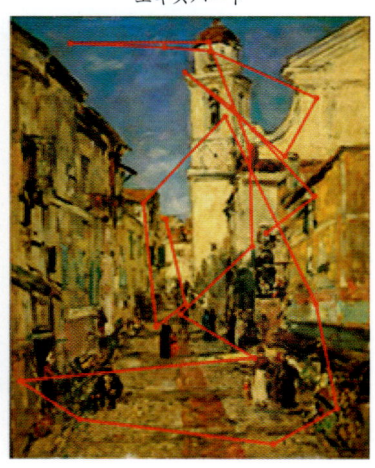

口絵 8　素人と専門家の視線計測の結果

絵画内の赤線が視線の動きをあらわしている．素人（左）は，人物や建物など画面内の目立つ具象物に視線がひきつけられている．一方，専門家（右）は画面全体を見て，構成や物の配置などを観察していることがわかる．（Pihko et al., 2011 から改変）
→ 図 5.3（p.61）

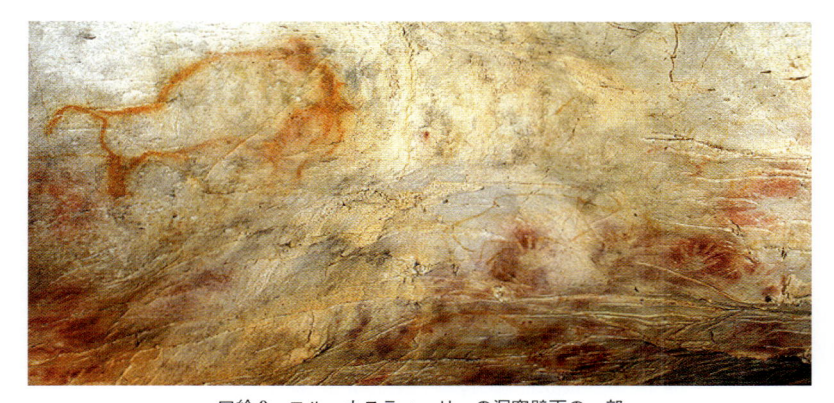

口絵 9　エル・カスティーリョの洞窟壁画の一部
左上のバッファローは比較的年代の新しい壁画で，右下の手形や赤い染料は古いもの
で約 4 万年前と推定されている．（wikicommons から改変）→ 図 6.1（p.72）

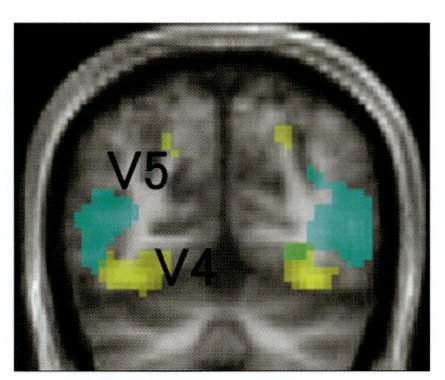

**口絵 10　後頭葉にある色の情報を処理する第 4 次視覚野 V4（黄）と運動の情報を処
理する第 5 次視覚野 V5（青）→ 図 6.2（p.75）**

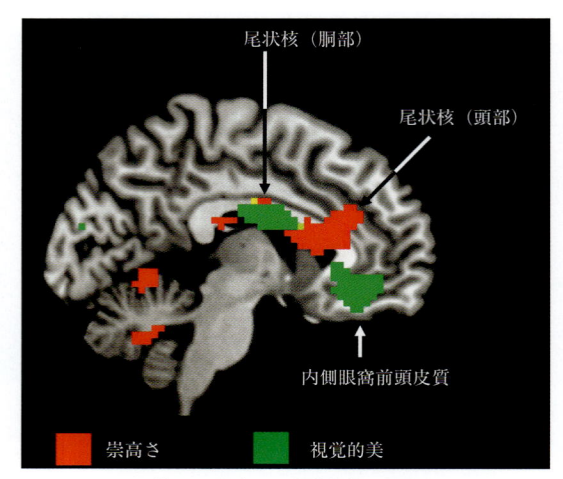

口絵 11　崇高さと視覚的美の脳反応
双方，異なる領域を活動させる．→ 図 8.1（p.106）

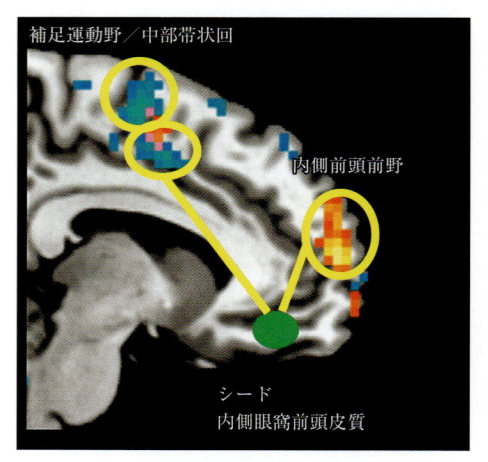

口絵 12　眼窩前頭皮質の脳内機能的結合
悲哀美では補足運動野・中部帯状回との間に結合がみられた．一方，歓喜美では内側
前頭前野との間に結合がみられた．→ 図 8.3（p.114）

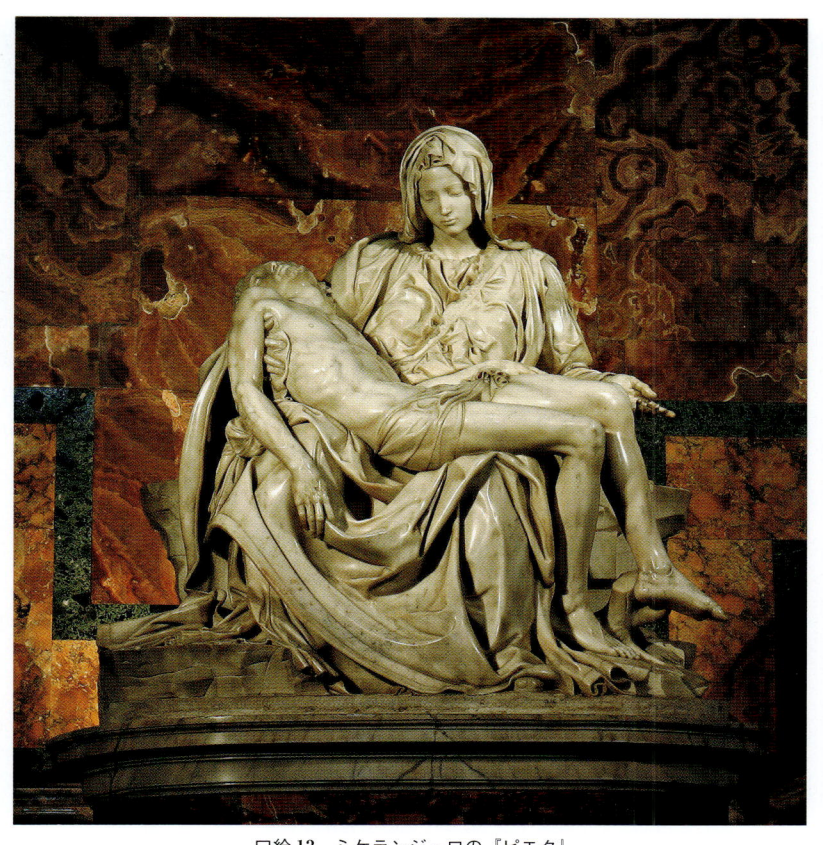

口絵 13　ミケランジェロの『ピエタ』
（サン・ピエトロ大聖堂，バチカン，wikicommons から）→ 図 8.2（p.110）

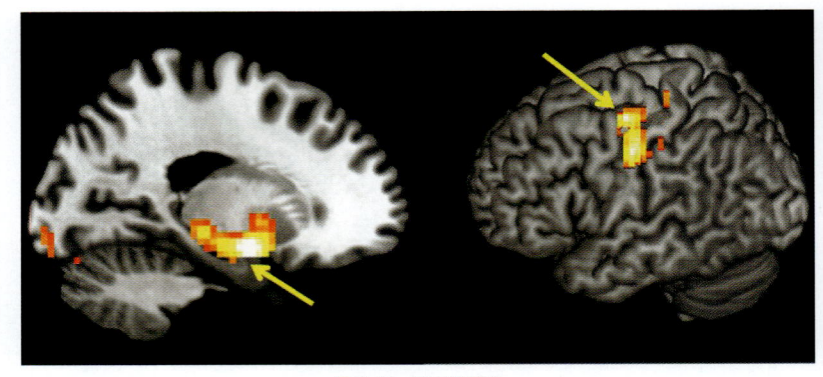

口絵 14　醜の脳活動
扁桃体（左）と運動野（右）．→ 図 9.1（p.120）

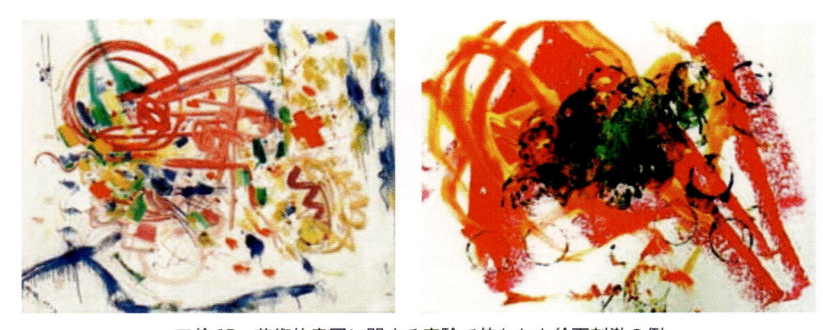

口絵 15　芸術的意図に関する実験で使われた絵画刺激の例
左は画家ハンス・ホフマン，右は 4 歳の子どもの手によるもの．（Hawley-Dolan &
Winner,2011,Psychological Science より）→ 図 10.3（p.135）

神経美学

美と芸術の脳科学

石津智大 [著]

コーディネーター　渡辺　茂

KYORITSU
Smart
Selection

共立スマートセレクション
30

共立出版

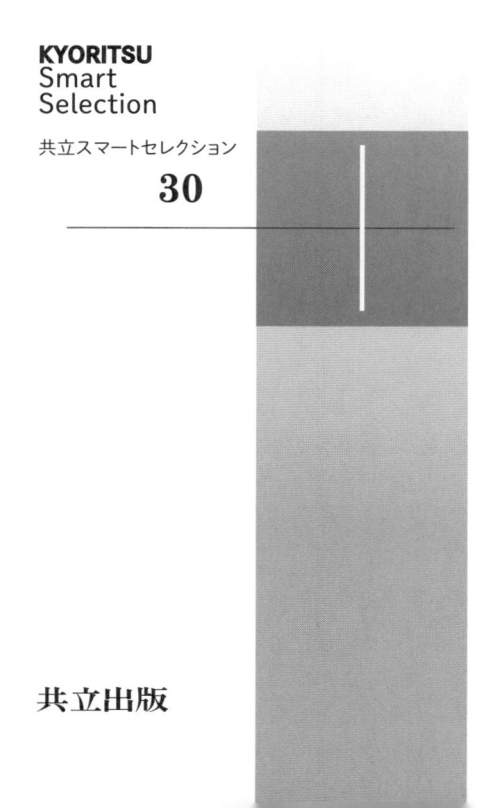

まえがき

"Before Turner there was no fog in London."
「ターナー以前に，ロンドンに霧はなかった．」

　これは作家オスカー・ワイルドの言葉です．ターナーとは，18，19 世紀の英国の風景画家，ジョセフ・マロウド・ウィリアム・ターナーのこと．彼は 32 歳で王立アカデミー美術学校の正教授となり天才の名をほしいままにし，生涯で 300 点近い油彩画を描きました．その中でももっとも有名なのは，霧深いロンドンやイギリスの情景を描いた風景画でしょう．

　では 18 世紀までロンドンには霧がなかったのでしょうか？　そんなわけありません．みなさんがロンドンと聞いて連想する「霧深いロンドン」はたしかにありました．今でこそ濃い霧の日は少ないのですが，18，19 世紀には家々の暖炉の煙とも相まって，ロンドンはたしかに霧の濃く深い街だったそうです．

　それではなぜオスカー・ワイルドは，ロンドンに霧はなかったなどと言ったのでしょう？　これは，実は芸術の役割について語った言葉なのです．ワイルドはこう言います．「芸術は自然を模倣しない，自然が芸術を模倣する」．どういうことかというと，芸術というものは，現実に存在しているものをただ写し取るような行為ではなく，逆に，その作品に出会ったあとに初めて，そのものが実際どんなものであったのかを感じとれるようになる，ということです．芸術とはそういったものなのだ，とワイルドは考えたのです．つま

り，冒頭の言葉が意味することは，ターナーの風景画に描かれた霧を見たことから，当時のロンドンの人たちはようやく現実の霧の存在に気がつくことができたのだ，ということになります．

　哲学者のエルンスト・カッシーラーも似たことを記しています．「ほかのすべてのシンボルの形式と同じように，芸術はただ，既成の，与えられた現実の再生ではない．芸術は物体，そして人間生活に関する客観的な見方を得られるひとつの方法なのだ．それは模倣などではなく，現実自体の発見である」．自然の単なる模倣ではなく，それを豊かなシンボルとして表現することで，現実をより豊かに洞察させてくれる，それが芸術本来の役割のひとつなのです．

　この点で芸術家は「リアリティ」を発見する天才といえます．ではそのリアリティ，つまり現実とは，なんなのでしょう？　そこにある，見えているものだと思いますよね．でもそれは間違いなのです．本文でも紹介しますが，わたしたちの眺めている外世界はリアルではありません．わたしたちの視覚や聴覚，触覚，外界を捉える感覚知覚は，実際の世界をそのまま映し出してはいないのです．いま感じているページの手触り，照明の色，それらは物理的なリアリティではなく，入力された知覚情報を脳という臓器が翻訳した結果といえます．

　わたしたちの知覚は，網膜や内耳といった感覚受容器と脳の仕様に制約されています．紫外線は視えないし，3万 Hz 以上の音も聴こえません．芸術表現の知覚も，当然同じような制約を受けています．それゆえ，ウルトラバイオレットという絵の具はないし，超音波の音符も存在しないわけです．芸術家は，わたしたちの知覚を見つめることで，感覚と脳の仕様で決められた「可知域の内側」で，芸術表現の試行錯誤をしてきたといえます．ヒトが物をどう見ているのかを知らねば，それをうまく表現することはできません．芸術

表現をするということは，わたしたちの知覚を見すえることにほかならないのです．画家の作品をのぞくことは，すなわち知覚の仕組みをのぞくこととおなじといえるでしょう．

　芸術と科学は，遠く離れた領域どうしに思えるかもしれません．ですが，知覚を探求しようとし，精神のはたらきに関わろうと試みている点では，おなじ目的を共有しているといえます．それゆえ，芸術でおこなわれてきた議論や実践は，科学的実験のヒントとなるものが数多くあるのです．

　たとえば，「色は形にどのような影響を与えるのか」というセザンヌの絵画的探求は，「色や形態という別々の視覚の構成要素がどのように統合され，認識されるのか」という神経生物学や実験心理学の研究とつながります．また，「物の形を構成する一番小さな要素はなにか」というピエト・モンドリアンの芸術的問いは，視覚神経科学が取り組んだ「視覚の情報処理における最小構成要素はなにか」という問題に，とてもよく似ています．

　芸術家たちが自身の方法で挑戦した問い，そして到達した答えに，（しばしば数十年遅れて）科学者たちも自らの方法論で挑んできました．芸術での議論や実践は，科学へのインスピレーションに富んでいます．また逆に，知覚・認知や脳の仕組みを学ぶことで，芸術作品について新たな見方をすることもできるでしょう．

　前置きが長くなってしまいましたが，そんな双方の関係をしらべる学問があります．それがこの本の主役，神経美学（neuroaesthetics）です．神経美学とは，認知神経科学の新しい一分野であり，脳のはたらきと美学的経験（美醜，感動，崇高など）との関係や，認知プロセスや脳機能と芸術的活動（作品の知覚・認知，芸術

的創造性，美術批評など）との関係を研究する学問です．神経科学者や心理学者だけでなく，哲学者，芸術家，美術史学者などが参画する学際領域です．神経科学と心理学の観点から芸術的活動と感性的判断の仕組みを学ぶ一方，芸術の技法や感性についての哲学的考察を利用してわたしたちの認知とこころのはたらき，さらにその背後にある脳機能への理解を深める．このような相補的なはたらきのある学問分野といえます．

　この本では，神経美学の誕生から今日までのおよそ 20 年弱の成果をまとめました．神経美学を通して科学と芸術，両者の関係を読み解き，これまで思いもしなかったものの見方や感じ方に気づいてもらえれば嬉しく思います．

　2019 年 7 月

石津智大

目　次

Box

神経美学とは

1.1 脳科学と美

　この本のタイトルになっている神経美学という単語を，みなさんは聞いたことがありますか？　もともとの英語では「ニューロエステティクス（neuroaesthetics）」といいます．これは，「神経の」という意の「neuro」と，「美学」の意の「aesthetics」からできている造語です．神経と聞くと，しわだらけの脳やとげとげしたニューロンの図，神経伝達物質など脳科学や医学的な「物（物質）」を思い浮かべる方が多いかもしれません．一方，美学と聞けばどうでしょう．美しさや醜さ，芸術，哲学など，「こころ」に関することを連想するのではないでしょうか．

　片方はハードで客観的な「物質」で，もう片方はわたしたちの内面にあるソフトで主観的な「こころ」．脳科学と美学，一見相反するようにも思える奇妙な取りあわせです．しかし，脳科学も美学も，ひとつのおなじ目標をもっています．それは「わたしたち人間

とはいったい何なのか」というシンプルな問いにまとめることができます.

　脳科学では，脳がどうはたらくか，神経がどう機能するか，それがもとになりわたしたちの行動や精神活動にどう影響を及ぼすのかを研究します．ソフトで主観的な体験，感性的な判断の検討から人間性について考察していく美学とは，ずいぶんちがうように思えます．しかし，まったく異なるアプローチをとっている両者ではあっても，探求していることはわたしたち「人間」自身への興味と，そのひとつひとつの行動，認知，こころを理解したいという願いなのです.

　脳科学の発展により，現代は脳がこころに与える影響を示す科学的な証拠にあふれています．脳の活動が知覚，認知，感情といったこころのはたらきを生み出していることは，もはや疑いのないことといえるかもしれません．そのようななかで，美しさや醜さなど感性的な体験に脳がどのように関わっているのかということに興味が向かうことは自然なことのようにわたしには思えます.

　もちろん，感性的な体験は美のほかにも数あります．愛情，畏れ，醜さ，妬み，そして憎しみ．しかし，その出発点として美から始めることは理にかなっているといえます．なぜか？　美しさと聞くと，芸術作品や外見などが思い浮かぶと思います．しかし，美は芸術や外面的な特徴にとどまるものではありません．たとえば，他人を助ける行為や道徳的なおこないにも感じられますし，さらには数理や友情などの形をもたない抽象的な世界にも立ちあらわれます．美はさまざまな場面でわたしたちの行動や判断，そしてこころの状態に影響を与える重要なファクターといえるのです.

　もし美が外見にだけ見出されるようなものだったなら，こんなに

も長く，こんなにも深く人類から探求されつづけることはなかった
でしょう．それゆえ，美がわたしたちに教えてくれること，美を研
究することで得られることは，単にわたしたちが何を美しいと感じ
るのかという問題だけでなく，わたしたちが何を正しいと判断する
のか，何を善きものとして好むのか，わたしたち自身の理解につな
がるといえるのです．こころのはたらきの真ん中にあるようなきわ
めて人間らしい感性と，最先端の生命科学である脳科学とが交わる
場所で，美や醜に脳がどう反応するのか，また芸術の創造に脳がど
う関わっているのか，そういう研究をおこなうエキサイティングな
新しい学問が，神経美学，ニューロエステティクスなのです．

　神経美学は誕生から 20 年たっていない比較的新しい分野ですが，
美学的体験や芸術についての認知神経科学・心理学的アプローチ
は各国の研究機関でも重要視されています．現在，ヨーロッパと
北米を中心としてロンドン大学（ユニバーシティカレッジ，ゴー
ルドスミスカレッジ，シティカレッジ），ウィーン大学，マックス
プランク研究所，ニューヨーク大学，ジョンズホプキンス医科大
学，デューク大学，ペンシルベニア大学など主要大学・研究機関
において研究講座や研究所が開設されています．2018 年からはロ
ンドン大学ゴールドスミスカレッジ心理学部で，正式に当分野を
修めることのできる修士課程コース（"*Psychology of the Arts,
Neuroaesthetics and Creativity*"）も開講 [1] し，今後さらなる
展開が期待されています．

1.2　主観と客観

　もう少し具体的に神経美学でどんなことを研究しているのかを
お話ししていきましょう．まずはじめに言っておかなくてはならな
いことがあります．この本では，美や芸術自体についてお話しする

わけではないということです．なぜかというと，神経美学は「美とは何か」，「芸術とは何か」を説明しようとしているわけではないからです．神経美学で扱う問題とは，実際にはとても限られたものです．それは，「美の体験はわたしたちにどのような影響を与えるのか」，「どのような脳の活動がわたしたちの美の体験と関わっているか」，また，「どのような脳の働きがわたしたちに美の感覚を生じさせているのか」といった問題です．「美を体験する」ことは一種の感覚であるといえます．そしてその感覚をわたしたちがもつことで，はじめて「美とは何か」という問いについて考えることができるのです．神経美学は，まずその感覚自体に対応する脳のはたらきを解明することから始まりました．

しかし，美しさを脳科学で研究するというと，やはり奇妙に聞こえるかもしれません．なぜなら，最初でも少し触れた通り，美の体験はその大部分がわたしたちひとりひとりのこころの内面にある主観的なものとしてとらえられてきたからです．ここでキーワードになるのは「主観性」と「客観性」です．主観性の問題は，伝統的に哲学や美学といった人文学の分野で扱われてきました．そして，美という感性についての問題も数世紀ものあいだ，人文学の世界で深い議論がおこなわれてきた一方で，その間科学ではまともな研究対象として扱われてきませんでした．そこで，当然次のような疑問が浮かんでくると思います．

「神経科学は主観的体験を研究できるのか？」

言いかえると，芸術や音楽から感じる「ああ，なんと美しい」という感覚を，そもそも科学で使われる方法で，科学の対象として研究

することができるのか？　これはもっともな疑問です．なぜなら，美はきわめて主観的な体験であり，そして主観性は，それを体験しているだれかのこころの内面にあるもので，外側から他人がのぞき見ることができないからです．つまり，美がもつ主観性は原理的に外部からの客観的な計測を受けつけない性質があるからです．これを「定性的」データであるということもできます．一方，科学はというと，事実を扱う学問です．そして事実は，客観的な計測によって得られた「定量的」なデータを分析し共有することで蓄積されていきます．この客観性の蓄積によって，科学は発展してきました．つまり，科学は原則として計測に立脚しているといえます．（いや，科学が立脚するのは好奇心と探究心だ，と思われるかもしれません．その通りです．でもその好奇心を満足させる手段が計測なわけです．）それゆえ，測れないものごとを科学的方法で研究することはとてもむつかしいのです．主観性は科学の手から逃れつづけてきたといえるでしょう．

1.3　主観性を脳からしらべる

　あなたがいま感じている本の手触り，ページに反射する照明の色，紙の匂い，それらはすべてあなたの主観的体験です．でもそれは，本当にそこにある現実なのでしょうか？　見えているのだからもちろんそこにあるはずだ，と思うかもしれません．しかし実は，わたしたちの眺めている外世界がリアルであると考えるのは，大きな誤解といえます．わたしたちの視覚，嗅覚や触覚，外界をとらえるための「感覚知覚」は，現実世界をそのまま映し出してはいないのです．

　たとえば，**図 1.1** を見てください．これはアンダーソン錯視という 2005 年に発表された明るさ知覚の錯覚です [2]．左右の絵にある

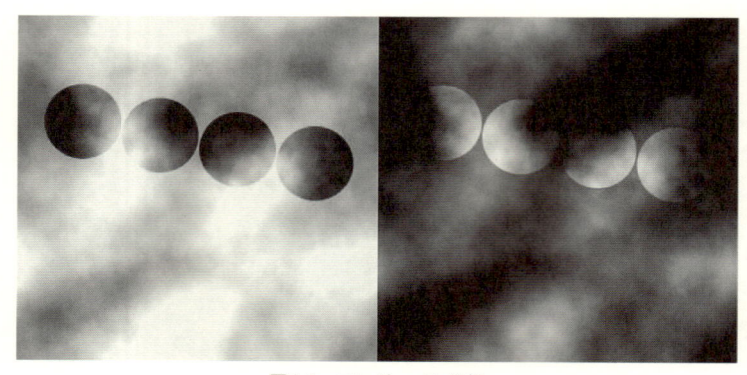

図 1.1　アンダーソン錯視

左の四つの円は暗く，右の四つの円は明るく見えるが，実際にはすべておなじ輝度
(Anderson & Winawer, Nature, 2005 より改変).

　四つの円を見比べると，明らかに右側のほうが明るく見えるでしょ
う？　しかし，双方はまったくおなじ明るさなのです．このような
錯視は，わたしたちの主観は決して客観的な外世界の「写し」では
ないという良い例になっています．手触りも，色も，匂いも物理的
なリアリティではなく，眼に入った光子や鼻腔に入った化学物質と
いった情報をわたしたちの脳が「翻訳」した結果なのです．わたし
たちの体験するさまざまな主観性はすべて，その理のうちにあると
いえます．そして，美や愛も，その例外ではないのです．

　往年の銀幕スターでオスカー賞にも名を刻んだ，リー・マーヴィ
ンというアメリカ人俳優がいました．彼は，タフなアクションで観
客のこころを躍らせただけでなく，わたしたちの主観性についても
面白い言葉をのこしています．一人目の妻との離婚調停に臨んだ
マーヴィンは，どれだけ相手を愛していたかとの問いに，こう答え
たといいます．'*Never got beyond half a tank*（タンクの半分以
下）'.愛情という，たしかに感じるが，眼に見えず量れないここ

ろの状態をガソリンタンクのゲージとして表現し，見ることのできない主観性を定量的にあらわそうとした，といえます（それが半分もなかったことは残念なことといえますが）．

　マーヴィンの時代から20年がたった1990年後半になって，脳科学は変革を迎えることになります．これには，1990年代初頭から急速に技術発展を遂げた「脳機能イメージング」が大きな役割をはたしました．

　脳機能イメージングとは脳波計やPET（ポジトロン断層撮像法），機能的MRI（機能的磁気共鳴画像法）などといった，頭蓋骨を開けることなく（非侵襲的といいます）頭の外側からヒトの脳の活動をしらべることのできるものです．脳機能イメージングの登場は，ヒトの精神活動と脳活動との関係を探る研究に大きな変化をもたらしました．とくに，1990年代後半に開発された脳の血流の変化をしらべることができる機能的MRIとBOLD撮像法は，ヒトの脳機能を研究する認知神経科学に大きな進歩をもたらし，知覚，認知，情動や行為に対応する脳の活動およびそれに重要な脳部位が発見されることになりました．これによって，研究者たちはヒトの脳の活動とはたらきを，間接的であれ外部から観察し計測することが可能になったのです．

　脳の活動と精神を完全に切りわけるような極端な「心身二元論」を除けば，わたしたちが感じる主観的体験はすべて，脳の活動の産物であると考えられます．少なくとも個人のレベルでは，必ず対応する神経活動があるといえます．いかなる情動，思考，愛情や憎悪でさえ，神経活動と結びついていないものはありません．この考えに沿えば，知覚から情動，記憶までを含むなかに，美や醜さといった感性的体験も含むことができるはずです．そしてそうであるなら

ば，美の体験にも神経科学的な基盤があり，脳のはたらきを研究することで，知覚や認知をしらべることとおなじように美の体験についても検討することが可能であると考えています．この考えにもとづき，これまでおもに哲学，美学で扱われてきた人間らしい主観的なこころの状態に関する脳機能の解明に挑んでいる分野を，神経美学と定義することができるでしょう．

1.4 神経美学の扱う範疇

美醜，崇高，悲壮といった主観的体験を，哲学では美的範疇とよびます．本書ではこの美的範疇をふくんだ概念として，もう少し幅広く「感性的体験」というものを考えましょう．

感性的体験とは，絵画や音楽などの刺激対象とその刺激を観察するわたしたちヒトとのあいだに起こる，さまざまなインタラクションによって生まれる心理学的なプロセス，と定義します．この心理学的プロセスには，知覚，認知，情動，評価や判断，そして社会的側面などあらゆる側面が含まれてきます．

感性的体験はもちろん美に限定されるものではありません．この本でも醜さや崇高さ，悲哀などについての研究ものちのち紹介していきます．

また，感性的体験と聞けば芸術（アート）を思いうかべる方も多いと思いますが，この両者の関係については少し気をつける必要があります．ここで絵画や音楽を「芸術作品」ではなく「刺激対象」と表現したのは，感性的体験を与えることのできるものは芸術作品だけではなく，芸術が含む範囲よりももっとずっと広く，たとえば自然や生物，さらには具体的な物ですらない道徳や観念までを含むことができるためです．絵画，彫刻，音楽，歌劇，舞台，文学，詩歌，デザイン，建築，相貌，風景，食物，その他多くの日常生活物

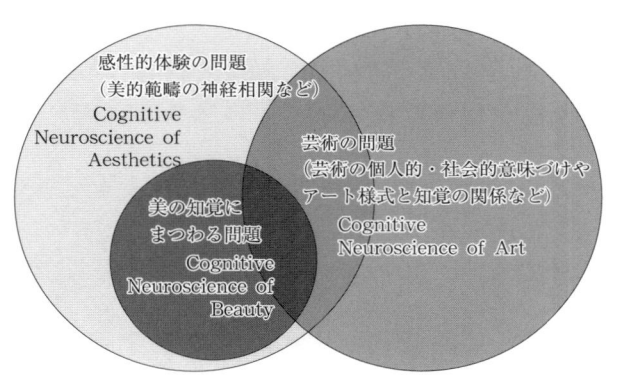

図1.2　神経美学の三つの下位分類

などなど，例をあげれば切りがないほどわたしたちは幅広い刺激対象から感性的体験を得ることができます．

　逆にいえば，芸術の観賞と創作に関係する体験・認知は感性的体験だけに限定されるものでもありません．双方は密接なつながりがあり重複する面も多いとはいえ，区別する必要があるのです．

　それゆえ，神経美学のカバーする領域は大まかに**図1.2**のように分類できます [3]．感性的体験についての認知神経科学的・進化生物学的研究と，芸術認知・創作についてのそれです．美についての研究はおもに前者に含まれることになります．この枠組みは神経美学だけでなく，このテーマを扱うどんな分野でも考慮されるべきことといえるでしょう．

　また，何を美しいとみなすかは文化によってもちがいますし，おなじ文化圏でも個人ひとりひとりの知識や経験によってももちろん変わってきます．このように多様な媒体をもつ美という感覚を研究するためには，おなじく多様な実験・研究方法がなくてはなりませ

ん．かくして，その旗揚げは 20 年ほど前，そして最初の脳機能研究の科学論文の発表は 15 年前（2004 年）という若い学問分野であるにもかかわらず，神経美学は実にいろいろな種類の研究を抱えています．

そこで，さきほどとはちがった視点からその研究をここでおおまかに 2 種類に分類してみます．ひとつは，「美の見た目の特徴」についての研究分野，もうひとつは「美の体験がわたしたちに与える影響」についての研究分野です．前者は（作家が意図的かそうでないかにかかわらず）芸術作品の表現で利用されているヒトの知覚の仕組みを，実験心理学や認知心理学の実験手法と理論でしらべ読み解いていく研究です．これは 90 年代後期の比較的初期からおこなわれている神経美学の分野といえます（さらには 19 世紀の実験美学にまでさかのぼることができます（**Box 1**））．後者は脳機能イメージングを利用して，感性的体験・芸術的創造性に関わる脳機能をしらべ，脳の損傷研究や実験心理学・発達心理学実験などからの研究結果とあわせることで，脳の活動と主観性との関係を検討する分野です．このふたつの分野は，言いかえると「視覚情報としての物体の特徴を分析する」過程と「それにより得た視覚情報についてどう感じるか評価や判断をくだす」過程との区分，ともいうことができます．前者は，明暗や色・運動，テクスチャや奥行き，遠近表現など，刺激特徴にもとづく視覚情報の分析と再構築についての研究です．一方，後者の「得た視覚情報についてどう感じるか」の問題では，分析された視覚情報の認知的・情動的な評価，感性的な価値づけに焦点を当てる研究がおこなわれます．

神経美学は，大きくは以上のふたつの種類の研究に分けられます．この本では，とくに後者の脳機能イメージングを利用したここ 10 年間あまりの神経美学，主観的価値体験に関する認知と脳のは

たらきや脳内機構の研究を中心にお話をしていきます．また，本書ではおもに視覚や視覚芸術に焦点をしぼっていくことにします．

「芸術イコール美」という単純な図式は，芸術を扱う現代の美学や芸術哲学ではすでに成り立たないものとなっている点にも注意が必要です．しかし，それでもなお，芸術を観賞する多くの人が求め惹きつけられるものの中心に美があることも確かなことでしょう．神経美学も，まずは美の体験についての脳活動，脳機能の研究から始まりました．

それでは，神経美学を簡単に紹介したところで，まずは最も身近な「眼」と「耳」という感覚を通す美から始めましょう．

Box 1　実験美学と神経美学

　知覚・認知と美学的体験との関係を科学の対象として研究したのは神経美学が最初ではありません．それよりずっと前，19世紀，心理物理学の祖として有名なグスタフ・テオドア・フェヒナーによる「実験美学（経験美学）(empirical aesthetics)」(1876) に端を発します．刺激の視覚特徴と感性的体験との関係性を，心理物理学的手法によって研究する学問です．複雑な感性的体験をひとつの変数で説明し，共通の要素を見つけることで，多様な感性的体験を定式化しようと試みたのです．これはいわゆる「下からの心理物理学」とよばれるものでした．

　しかしフェヒナーにとってもっと重要な目的は，刺激への反応や行動の背後にあるであろう神経活動との関係性を説明することでした．そして，それは「下からの心理物理学」に対する「上からの心理物理学」のひとつの目標でもあったのです．

　当時は脳の活動を外部から計測することは技術的に不可能でしたが，

非侵襲の脳機能画像法と認知神経科学の発展により，現在その実証性
の理念は神経美学に引き継がれたといえます.

視る美と聴く美

2.1 美の難題

"Beauty is bought by the judgment of eye"

（シェークスピア『恋の骨折り損』）

春はあけぼの. 夏は夜. 秋は夕暮れ. 冬はつとめて. 清少納言が彼女の感性でつづった心惹かれるものたち. みなさんはどうでしょう？ 「美しいと思うものをいくつかあげなさい」と言われたら, どう答えますか？ 海の日の入り, お気に入りの絵画, 好きな人の顔ですか？ 友情や正義も美しいものですね.「美しい」という形容詞でくくれるものは, 人それぞれいろいろな答えがあると思います. それに, わたしが美しいと思う絵を, もしかしたらあなたは逆に醜いと感じるかもしれません.

冒頭の一文はシェークスピアの戯曲の一節です.「美は, （物自体

に宿る性質ではなく）見る者次第」といった意味です．日本語では「蓼食う虫も好きずき」という格言が，感覚的には近いでしょうか．みんなそれぞれ自分の好みの美があって，それはばらばらであるということです．

　さて，その自分の好み（美）で，色々なものを「これは美しい，これは美しくない」と選んでいったとしましょう．選ばれた「美しいもの」たちを見て，みなさんは自分が美しいと感じるものを定義することができますか？　何かを定義するといううえで一番簡単な方法は，「共通する性質」を示すことです．あなたの美に共通するものはありますか？　これは，実はとてもむつかしい問題です．たとえば，「顔の美」だけをとって考えれば，自分の好みのタイプがあるかもしれません．たとえば，目と鼻との距離や配置，肌の色，頬の高さなどに共通したパターンが見つかるかもしれません．でも，あなたが美しいと思う顔の造形パターンは，わたしが美しいと思う造形パターンとはちがうかもしれません．

　そのうえ，その顔の美しさの定義（造形のパラメータ）は，ほかの美の定義に当てはめることができるかという問題もあります．たとえば，風景画の美しさに当てはめることはできるでしょうか？音楽の美しさには当てはまるでしょうか？　きっとむつかしいだろうと思います．

　そんなの当たり前じゃないか，顔の美は顔の美で，音楽は別物の美なのだから，と思われるかもしれません．その通りです．けれど，そこにこそ美の研究のむつかしさがあるのです．つまり，美しさを感じるすべてのものごとに共通する性質を見つけ出さない限り，美を定義したことにはならないのです．顔の美に共通することや，色の美に共通する特徴を定義できたとしても，その特徴がほかのすべての美にも当てはまることが必要なわけです．これは，ほと

んど不可能な問題に思えます.

2.2　クライブ・ベルの問い

　美学者や哲学者, 美術史学者たちも, 長いあいだこの問題を考え
てきました. プラトンまでさかのぼれば実に 2000 年以上も, 人間
に美を感じさせるものや事柄に何か共通する要素はないものかと議
論してきたのです. もしすべての美しいものごとの共通項がわかれ
ば, その共通する特徴をもっているものがとりあえず美であると定
義することができるからです.

　20 世紀初頭, イギリスの美術史学者クライブ・ベルも, そう考
えたひとりでした. 著書 "*Art*"(1921) のなかで, ベルは美につい
て以下の問いをのこしました.

> 「聖ソフィア大聖堂, シャルトルのステンドグラス, メキシコ
> の彫刻, ペルシャ陶器, 中国の絨毯, ジョットのフレスコ画,
> プサン, ピエロ・デラ・フランチェスカ, そしてセザンヌ. ど
> れも一様に「美の感情」を喚起させるが, 同時にきわめて多様
> である芸術作品に共通するものは, いったい何か. それを見つ
> けることができれば, 美学の大きな問題のひとつに答えが出せ
> るはずだ. 何かあるはずだ. もしも共通の何かが存在しないの
> ならば, 芸術の美について議論するのはまったく無意味になっ
> てしまうのだから」[4].

芸術作品の形式的な要素を重視するフォーマリズム批評が有名な
ベルは, 作品そのもののなかに, すべての視覚芸術の美に共通する
「唯一の共通項」を見出そうと議論を展開したのです. しかし, わ
たしたちが美を見出す対象はあまりに幅広く, あまりに多様である

ため，この哲学的な試みはこれまでに成功をおさめたとはいえない
でしょう．ひとりひとりがそれぞれちがう美の基準をもっていて，
その個人の美の基準でさえも，成長や経験，その時々の状況によっ
てうつりかわっていくものです．ベル自身も，'significant form
（意味ある形式）'という曖昧な表現を使うに留め，具体的な答えを
示すことはありませんでした．やはり，美をひとくくりにすること
は非常にむつかしい試みなのです．

　このように曖昧で定義を与えることがむつかしい「美」という感
覚ですが，それと同時にとても身近な概念で，わたしたちはそれを
よく知っています．美しさと聞けば，「良いもの」であり，「快いも
の」であり，「価値あるもの」であり，「醜さと対比されるもの」で
ある．このような共通の理解をもっています．そして，美しさが呼
びおこす気持ちや価値を知っており，共感もしています．つまり，
美しいと感じる対象があなたとわたしでちがっていたとしても，わ
たしたちが美しさに対して抱く感情はおおよそ共通のものであると
考えることができます．美しいものを前にしたり，美しいもののこ
とを思うときに，わたしたちのこころに生まれる機微は似通ったも
のであるといえそうです．そこで，この発想に立ち，ベルの美学的
問題を以下のように問い直してみましょう．

「多様な種類の美しい作品に，共通しているものは何か」
↓
「多様な種類の美しい作品から得られる，共通して生じるこころの
状態は何か」

わたしたちが感じる主観的体験はすべて，脳の活動の産物であると

考えることが現代科学では共通の理解です．少なくとも個人レベルでは，ヒトの活動にはすべて，必ず対応する神経活動があります（ある知覚にともないある脳活動が生じることを，その知覚とその脳活動が「相関」するといいます）．ある心的状態には対応する神経活動があるはずならば，この問いを以下のように，脳科学の問いとして言いかえることができます．

「多様な種類の美しい作品から得られる，共通して生じる脳の反応は何か」

と．そのような脳の活動はあるのでしょうか？　ベルの言うような，陶器の美しさや建物の美しさ，人物の美しさなど，多様な種類のものから感じる美に脳はおなじように反応しているのでしょうか？

　これを知るためには，実際にいろいろな種類の刺激を観察して，美しさを感じているときのヒトの脳の活動を記録して，そのはたらきをしらべる必要があります．19世紀にフェヒナーたちが，多様で曖昧にみえる審美知覚のなかに一定のルールを見出そうとしたように，神経美学が最初に取り組んだテーマのひとつは，様々な対象から得られる美という心的状態に，特定の共通する脳反応が関係しているかということでした．

2.3　視る美

　あなたはいま，クロード・モネの『睡蓮』の前に立っています．けぶるような光の洪水が美しい一枚の絵．このとき，あなたの脳がどのようにはたらいているかのぞいてみましょう．

　脳には視覚情報を専門に処理する視覚皮質という部位がありま

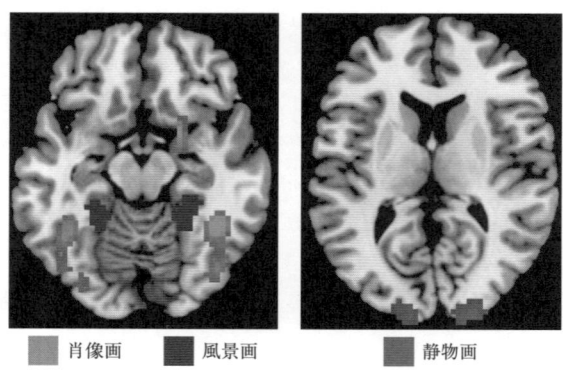

肖像画　　　　風景画　　　　　　静物画

図2.1　左：肖像画（紡錘状回顔領域），風景画（海馬傍回場所領域），右：静物画（外
　　　側後頭複合部）を見ているときの脳の活動 → 口絵1

す．ちょうど後頭部の下側あたりです．その視覚皮質内には，脳の
「機能局在」とよばれる特徴がみられます．これはある脳の部位は
ある特定の機能をもっているという性質から名づけられました（実
際には，ひとつの部位がひとつの役割だけ担っていることはなく，
ひとつの部位には複数の機能があります）．

　これまでの研究で，顔の情報処理には紡錘状回顔領域，風景や
建物については海馬傍回場所領域，また複雑な図形や物体には外側
後頭複合部という部位が専門的にはたらくことがわかっています
（図2.1）．『睡蓮』に描かれているジベルニーの庭の風景，丸橋を観
ているあなたの脳内では，海馬傍回場所領域がとくに活動をしてい
ることになります．もし『パラソルをさす女』を観ているなら，紡
錘状回顔領域がとくにはたらいているわけです．この視覚皮質内の
機能局在は，それぞれ肖像画，風景画，静物画という古典絵画のジ
ャンルに対応していることも面白い点ですね．

　さて，それでは美の体験に関係する脳部位は，どのように探せば

よいでしょう？　それは次のように研究できます．まず，おなじような主題の絵画を用意して，一方を美しいもの，たとえば『パラソルをさす女』としましょう，そしてもう一方を美しくない「醜い」と感じる絵画とします．たとえばクエンティン・マサイスの『醜女の肖像』でしょうか．そして，それぞれの絵画を観て，美しさと醜さを感じている際の脳活動を記録します．そのふたつの脳活動の差分をみてみれば，どちらも肖像画ですので，顔に関係する紡錘状回の活動は差し引かれ，残った活動が美しさの体験に関係している活動が浮かびあがるはずです．こうした対比による脳活動の研究方法は認知コントラスト法とよばれます．

　基本的な機能的 MRI 実験では，特定の感覚刺激や心的状態（ここでは美や醜の体験ですね）において，MRI の信号強度に差が出る脳部位をしらべる「脳機能マッピング」という手法がよく使われてきました．脳のどこの部位がどんな機能に関係しているかを対応させてマッピングする，文字通り「脳の地図」作りです．認知コントラスト法は，脳機能マッピングの最も基本の方法です．反対のコントラストをとることで，逆に醜さについての脳活動をしらべることもできます．

　これまでに肖像画，風景画などの具象絵画，そして抽象画，写真などを使った研究がおこなわれた結果，美しさを感じるときの脳の活動がわかってきました．実験の参加者が「美しさ」を感じている場合だけ，前頭葉の下部，眉間の上あたりに位置する脳部位「内側眼窩前頭皮質（medial orbitofrontal cortex）」とよばれる部位が活動するということが明らかになったのです（**図 2.2**）[5, 6]．この内側眼窩前頭皮質は，醜さを感じているときや，美しくも醜くもない絵画を見ている場合には活動をみせないか，または非常に低い活動でした．人物画でも風景画でも静物画でも，さらには抽象画で

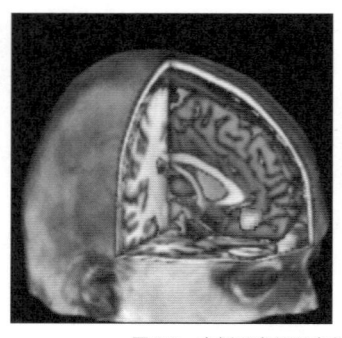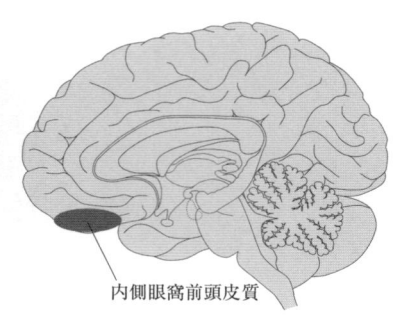

内側眼窩前頭皮質

図2.2　内側眼窩前頭皮質の活動と脳内での位置 → 口絵2

も絵画のジャンルにかかわらず，美しさを感じれば常に共通して活動するということもわかりました．これらの結果から，この脳活動は特定の絵画やジャンルを観察していることに対する反応ではなく，参加者の特定の内的な状態，つまり美を感じている状態と関係する脳活動と判断することができるのです．この報告は2004年に発表されましたが，その後の研究によって，内側眼窩前頭皮質の活動は，ほかの種類の視覚刺激，たとえば自然の風景や，建築物に美しさを感じることでもみられることがわかっています．

　ここで出てきた内側眼窩前頭皮質は，眉間の上，前頭葉の前部（前頭前皮質）の底にある広いエリアの脳部位です．快感や報酬，動機に関係する神経伝達物質ドーパミンに関連する神経細胞が集中した報酬系とよばれる脳内機構の一部となっています．これまでの研究で，美の体験によってそのほかにも腹側線条体や尾状核など，同様に報酬系に含まれる部位が活動することが知られています．ここからは美と快・報酬との結びつきがうかがえます．ただし，両者の関係はそう簡単に結論づけることはできない複雑な問題ともいえます．この点は第7章と第8章で，また立ち返ることにします．

　さて，この結果をみたところで，もとの問いに戻ってみましょう．

「様々な種類の美しい作品を鑑賞しているときに，共通して生じる脳の反応は何か」．

その答えは，「内側眼窩前頭皮質の共通した活動」ということになります．もちろん，この答えには，作品のどんな特徴が美しさを呼びおこすのか，という問いには答えられません．しかし，ベルの問題にひとつの答えを示すことができます．「すべての視覚芸術の美に共通する性質」は存在する．しかし，それは作品の客観的な特徴にではなく，観賞者の脳の特定の部位，眼窩前頭皮質を活動させるという性質だった，というわけです．美という曖昧できわめて個人的な体験は特定の限局した脳活動というひとつの客観的な共通性をもっていることが，脳のはたらきをしらべることでわかったわけです．

2.4　聴く美

　視覚とともに芸術の主要な媒体である聴覚．この節では音楽の美しさについて考えてみましょう．わたし自身の専門分野が視覚認知ですので，この本ではおもに視覚に関係した感性的体験や芸術に焦点を当てていますが，それでも音楽には言及しなくてはならないでしょう．

　オペラ，オーケストラ，ポピュラー音楽や鼻歌にいたるまで，音楽は視覚芸術におとらず，わたしたちの生活に密着した身近な美といえます．しかし，イタリアの芸術批評家リチオット・カニュード（1911）が，絵画・視覚芸術を「空間の芸術」，音楽・舞台芸術を

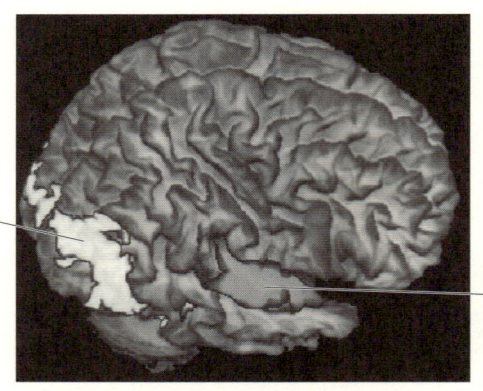

後頭葉にある
視覚野

側頭葉にある
聴覚野

図2.3　後頭葉にある視覚野と側頭葉にある聴覚野 → 口絵3

「時間の芸術」と区分けしたように，両者はきわめて異なる芸術のあり方ともいえます．

　知覚情報としての視覚と聴覚のちがいは，脳内の情報処理にもみられます．前章でも出てきましたが，視覚情報はおもに脳のうしろに位置する視覚皮質で処理されます．一方，音の情報はおもに側頭部にある聴覚皮質で，別に処理されています．これは，それぞれの感覚知覚の情報は，脳のなかでは別個に特別な処理領域が存在するということです（図2.3）．視覚には視覚の，聴覚には聴覚の処理経路があるということです．

　それでは，美についてはどうでしょう？　音楽から感じる美は，前章でみてきた視覚的な美が生じさせる脳活動とは，ちがうはたらき方をするのでしょうか？　それぞれの感覚知覚の情報の処理とおなじように，それぞれの美に対応する特別な脳領域があるのか？それとも，何か共通のシステムがあるのでしょうか？

　美と崇高とを美学的概念として体系づけ，のちの美の哲学に大

きな影響を与えた18世紀イギリスの思想家エドムンド・バークは，『崇高と美の観念の起源』で，この問いについて以下のように述べています.

> 「（中略）…美とは，感覚の仲介によって，人間の精神に機械的に作用するような，事物のもつ性質である.」
>
> （『崇高と美の観念の起源』中野好之訳[7]）

美というものは，視覚や聴覚など各感覚知覚を通して，それぞれおなじように人間精神にはたらきかけるものであると，バークは考えていたと解釈できます. このバークによる美の定義を，さきほどとおなじように神経科学としての問いに置き直してみましょう.「精神」を「脳」と置きかえてみると，以下のように言いかえられます.

> 「各感覚様相の美は，感覚受容器を通しておなじように脳へはたらきかけるものである.」

どんな感覚知覚から得られる美も，つまりそれが音楽でも視覚芸術でも，脳のなかに双方に反応する共通部位があるということになります. この仮説を実験で検証するには，絵画刺激と音楽刺激を用いて，おなじ人物が音楽的美と視覚的美を感じているときの脳活動をしらべて，比較してみる必要があります.

　この実験にはイギリスや日本，インドなどいろいろな文化背景の人が参加しました. 参加者は，さまざまな東西文化の絵画（人物画，風景画，静物画）と，さまざまな音楽（東西の交響曲，現代音楽等）を見聞きして，美しさの判断をおこない，そのときの脳活動

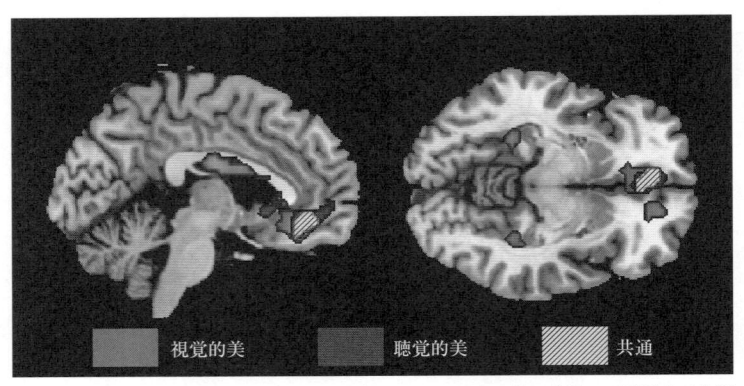

図 2.4 視覚的美と聴覚的美で賦活する部位, そして両方の美で共通して賦活する内側
眼窩前頭皮質
正中断面（左）, 水平断面（右）.（Ishizu & Zeki, 2011 から改変）→ 口絵 4

を機能的 MRI で記録しました. 視覚と聴覚, 異なるふたつの感覚
知覚の美の体験の脳活動をしらべることで, 何か共通する反応がみ
られるでしょうか？

　結果をみてみると, 視覚美と聴覚美でそれぞれ複数の脳部位, た
とえば視覚皮質や聴覚皮質などが活動していました. しかしそのな
かでただ一箇所, 内側眼窩前頭皮質の一部分が, 絵画, 音楽に関係
なく, 美の体験に対して常に反応することが発見されたのです（**図
2.4**）[8]. この活動は, どの人種の, どのような文化で育ってきた
か, どのような教育を受けてきたかといった, 後天的なことには依
存しないということもわかっています.

　視覚野と聴覚野は, 刺激が美しいか醜いかにかかわらず活動して
いたことから, それぞれの感覚皮質で処理された感覚知覚の情報が
内側眼窩前頭皮質に送られ, 美という価値づけがなされる可能性が
考えられます. 音楽と視覚芸術, 体験としてまったく異なるふたつ
の美が, その異質さにかかわらず共通の脳部位を活動させることは

非常に興味深い発見です．この脳部位が，感覚知覚の情報を運ぶ媒体には依存しないで，「美」という体験を抽象化して扱っている可能性もあります．

　バークは 200 年以上も前に，すでにこの可能性に気づいていたのかもしれません．バークの言葉を借りて言いかえるなら，「美は，感覚の仲介によって，内側眼窩前頭皮質の活動へ機械的に作用する，ある事物の性質である」ということです．

　視る美，そして聴く美という体験としてまったく異なるふたつの美が，内側眼窩前頭皮質の活動に共通性をもつということを紹介しました．もちろん，ふたつの美はそれぞれ特徴的な脳反応も示します．視覚美では，視覚情報処理をおこなう視覚皮質以外にも尾状核という，これも報酬系の脳部位が活動します．また聴覚美では聴覚情報処理をおこなう聴覚皮質以外にも補足運動野（リズム知覚）や腹側線条体（報酬）などといった，内側眼窩前頭皮質以外の脳部位も活動することがあります．つまり，視覚であろうと聴覚であろうと，美の体験に関係している脳活動は内側眼窩前頭皮質だけというわけではなく，その他の部位を含んだ「ネットワーク」としてはたらいているといえます．

　神経美学について書かれた記事では，たまに内側眼窩前頭皮質だけが美の体験で活動する「ビューティースポット」や「美のツボ」のような内容を見かけますが，これは誤解といえます．たとえば 2011 年の研究でも，絵画から美を感じているときは，内側眼窩前頭皮質だけでなく視覚皮質や尾状核といった脳部位が活動していました．内側眼窩前頭皮質は，あくまでさまざまな美の体験に共通して反応をみせる唯一の部位である，ということには注意が必要でしょう．

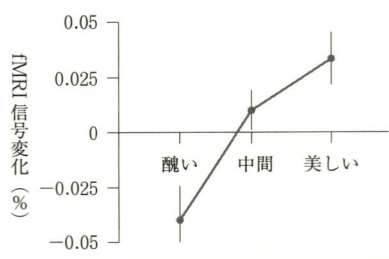

図2.5 美しさの体験の強さと内側眼窩前頭皮質の活動量との関係
体験の強さが上がると活動量も増える.

　さて，美を考えるときに大きな問題のひとつは，美の体験がひとりひとりの主観的な印象によっているということです．「すごく綺麗」と「ものすごく綺麗」といったように，感じる美の強度をあらわすときは形容詞に頼ることになります．たとえ，感じた美の強度を数値であらわしたとしても（たとえば，1〜5の5件法），それはその人の主観を単に数字に置きかえたにすぎません．美しさの体験は，はたして客観的に量ることはできるのでしょうか？

　これまでお話ししてきたように，神経美学では美を感じているときの心的状態を，それに相関する脳活動という客観的に測定できるものへ変換して扱っています．つまり，脳の活動は脳機能イメージングによって客観的に測定ができるので，その活動の強度も測ることができます．

　実際に，これまでの研究からは，内側眼窩前頭皮質の活動の強度は，美しさの主観的な体験の強さと相関していることがわかっています（**図2.5**）[8]．つまり，美の体験が強いほど，脳活動も強くなるということです．それゆえ，この脳部位の活動のパターンをしらべることで，個人の美の体験の深さを推測することも理論的にはできそうです．

　「美しい」という体験はきわめて主観的で個人的です．その体験を将来的に脳機能イメージングで定量化できるかどうかはとても興味深い問題です．これに関する研究は **Box 2** で少しご紹介します．

Box 2　「美しい」を脳から推測する

　機能的 MRI では，脳血流内に含まれる酸素濃度の変化を測定することで，ある部位が活動しているかをしらべています．神経細胞が活発にはたらいて酸素消費量が増えると，その部位の血流の酸化ヘモグロビン量が減ります．すると脳は，その活動を支えるために，酸化ヘモグロビンを多く含む新しい血液を送りこみ，それによって再び酸素濃度が高まります．簡単にいえば，この血流内の酸素濃度の変動（BOLD 信号といいます）が，神経細胞の活動増加の間接的な指標になっているわけです（ゆえに，機能的 MRI は，脳波計や電気生理的記録とはちがい，神経活動を直接測定しているわけではない点には注意が必要です）．基本的な機能的 MRI 実験では，「脳機能マッピング」という手法を使います．これはある特定の感覚刺激や心的状態（たとえば美しさや醜さの認知）について，BOLD 信号の強度に差が出る脳部位をしらべる手法です．見ている刺激や感じている心的状態などが，脳活動のパターンに符号化（エンコード）されているとみなしているのです．

　この符号化された情報を解読することによって，逆にもとの刺激や心的状態自体を推測する技術を，「脳情報デコーディング」とよびます．脳活動だけから，その人の見ているものを推測することができるなんて，近未来のようですね．

　ではこの手法を利用して，ある絵を見ているときに，その人が美しいと感じているか，それとも醜いと感じているかを脳活動だけから推測することはできるでしょうか？　ペンシルバニア大学のペゴースとチャタジーは，実験参加者が「顔刺激から美しさを感じている」ときの内側眼窩前頭皮質の活動パターンを機械学習によって学習させることで，顔の美しさの活動パターンの特徴を抽出しました（活動パター

ンを「分類」することから，分類器またはクラシファイアとよばれます）[9]．そして，別の顔刺激を見ているときの脳活動パターンを，この顔の美のクラシファイアと照らし合わせることで，別の顔刺激でも参加者の美醜の回答を予測することに成功しました．脳の活動からだけで，わたしたちがその顔を美しいと思っているかを当てることができたわけです．

　この実験でさらに重要な点は，顔の美のクラシファイアを使って，別の刺激カテゴリの美（たとえば風景画を美しいと思っているかどうか）を解読することができたことです．内側眼窩前頭皮質の活動が，美というこころの状態においてソースに依存しない「共通通貨」として機能している可能性がうかがえるとても面白い結果です．共通の尺度があることで，異なるソースから得られる多種多様な美の体験のあいだでの比較や交換が実現されているのかもしれません．

視えない美

3.1 不可視の情報

　視覚と聴覚を通してわたしたちが感じる美は，それが芸術作品であろうと自然の造形であろうと，メジャーな美のタイプといえます．世界をとらえるためのわたしたちの感覚が，このふたつの知覚のモダリティーによっているからです．しかし，わたしたちのこころのなかには，もっとむつかしい種類の美もあります．それは知覚システムを通らない，眼に視えない美とでもよぶものです．

　たとえば，数学方程式に見出すことのできる数理的な美．数式は，実際にこの世に「物」として存在しているわけではありません．美しい方程式といっても，方程式自体が文字通りに綺麗なわけでもないですね．それでも，数学を深く理解している人には，その数理的な美しさは否定しがたいものといえます．

　もうひとつは，「正しいおこない」のなかに立ち現れる美です．正しいおこない，倫理的な行為もしばしば「美しい」と表現されま

すね．行為自体は視覚的なものといえますが，それが倫理的に正しいかどうかは知覚情報ではありません．

これらの美は，ここまでお話ししてきたような，相貌や，色の組み合わせ，メロディーなど，物理的な特徴をもっていません．いってみれば，目には視えない，不可視の情報なのです．しかし，数学者は世界の法則をあらわす方程式に美を見出し，わたしたちは誰しも道徳を美しいものであるととらえています．その反対に不正や反人道的おこないには，「反吐が出る」というように，あたかも実際に醜いものを見ているかのような反応をします．道徳でも，見た目でも，わたしたちは一様に「美しい」「綺麗な」「汚い」といった言葉を使って表現しているといえます．

ここから単なる造形や芸術作品といった枠組みをこえて，抽象的，思考的なレベルでも美醜の体験が存在することをみてとれると思います．では，ここであげたような「視えない美」を，脳はいったいどのように扱っているのでしょうか？　実際の脳機能研究を通してみていくことにしましょう．

3.2　数理の美

世界には実に多様な美のソースがあります．海へ沈みゆく夕陽，聖堂に響くミサの調べ，フェルメールの描く少女，これらはどれも感覚知覚を通した美の体験であり，多くの人がその美しさを感じることができるものです．一方で，長年の訓練や高度な知識を習得したすえに辿りつくことのできる，高度に知性的な美も存在します．

その筆頭は数学といえるでしょう．本書をご覧いただいている方のなかにも数学に理解の深い人がいると思います．そういう方にはピンとくるのではないでしょうか．数学の方程式にも，美しいものと醜いものがあるのです．プラトンの時代から現代まで，数理的な

美は数学者たちによってたびたび言及されてきました．数理と聞くと知性的で論理的，冷たい印象すら与えます．しかし面白いことに，高度に完成された方程式に出会ったとき，数学者のなかに沸き起こる感情は，ミケランジェロの聖母子像やバッハの旋律の美から感じるものとおなじ，こころが震えるような情動的な体験なのだそうです．神経美学としては，この数理の美についての心的状態をしらべないわけにはいきません．彼らの言う通り，数理的美という高度に知的で概念的な美も，音楽や絵画などの芸術作品から得られる感覚知覚にもとづく美とおなじように，特定の脳の反応をひきおこすのでしょうか？

　ロンドン大学の神経科学者セミーア・ゼキとオックスフォード大学の数学者マイケル・アティーア卿はこの問いに答えるべく，機能的 MRI のなかで数学者に方程式を解かせるという実験をおこないました [10]．脳活動をスキャンされているあいだ，実験に参加した数学者は目の前に示される方程式の解法を吟味して，その解法の理解度とともに，自分が感じた美醜の強さを答えるという実験です．
　さて，最も美しいと多くの数学者に評価された方程式の例をあげると，オイラーの等式，ピタゴラスの定理，そしてコーシー・リーマンの方程式でした．一方で，ラマヌジャンの無限級数とリーマンの関数方程式は，醜い方程式であると評定されました（**図 3.1**）．もちろん，これらの方程式の美醜の評価は全数学者が同意するわけではありません．あくまでこの実験に参加した数学者の回答にもとづくと，ということです．
　さて，これら「美しい方程式」と「醜い方程式」の脳活動を比べた結果，数学者たちの主張を裏づけるように，数理的な美と感覚知覚的な美との共通点が脳内に見つかることとなりました．すなわ

$$1 + e^{i\pi} = 0$$

$$\frac{1}{\pi} = \frac{2\sqrt{2}}{9801} \sum_{k=0}^{\infty} \frac{(4k)! \, (1103 + 26390k)}{(k!)^4 \, 396^{4k}}$$

図 3.1 （上）多くの数学者に美しい数式とされたオイラーの等式，（下）醜い数式とされたラマヌジャンの無限級数

ち，前章で紹介した内側眼窩前頭皮質の活動が確認されたのです．その活動部位の座標は，芸術的美の体験によって反応する部位ともきれいに合致していました．ほかの部位，中側頭回，角回など「数の処理」に関わる領域も活動していましたが，それは醜いとされたラマヌジャンの無限級数などでも同様でした．

　オイラーの等式やピタゴラスの定理が，バッハの交響曲やモネの睡蓮とおなじように美の文脈で語られることはそう多くはないでしょう．数学方程式は，ほとんどの人にとっては無味乾燥で，高度に抽象的で，その美は容易にはアクセスしがたいものなのはたしかです．しかし，「それは，彫刻のように冷たく厳かな美である．人間の弱い本性のどこにも訴えかけるものではなく，絵画や音楽のような華やかな飾りもない．しかし，崇高なまでに純粋であり，偉大な芸術だけが宿すことのできる厳格な完璧さを備えている」（バートランド・ラッセル "A History of Western Philosophy"）のです．そしてその言葉を裏づけるように，美しい方程式を解く数学者の脳のなかでは，芸術の美がひきおこすのとおなじ特徴的な反応を見つけることができるのです．

3.3　道徳の美

'*Ce qui est important, ça ne se voit pas.* (たいせつなことは
目に見えないんだよ)'

サン゠テグジュペリ, 『星の王子さま』の有名な一節です. 目に見
えるわかりやすい幸せを追い求める物質主義社会への警句であり,
内面の, 感覚知覚されえないものの美しさを平易な言葉で気づかせ
てくれます. この「眼に視えない美」は, 脳の活動としてどのよう
に表現されるのでしょうか?　これがこの節での問いです.

　美しさの感覚は, 視覚や聴覚など, 感覚知覚の範疇に入らないも
のにも存在することは, 数理の美でお話ししました. 数学は高度な
教育と知性的な過程が必要な美です. しかし「他人を助ける行為」
は, だれもが美しいおこないであると賞賛することができますね.
道徳や友情, それらはこころの内にある美しさ. これをここでは
「道徳美」とよぶことにしましょう. 「倫理的に正しい行為」から感
じる道徳美は, はたして感覚知覚的な美が生じさせる脳活動とおな
じ活動パターンを示すでしょうか?

　最近おこなわれたふたつの研究では, 人物の顔がどれだけ魅力的
か「魅力度」の評価をする課題と, その人物が道徳的に正しいおこ
ないをしているか「道徳度」を評定する課題をおこない, それぞれ
の脳活動を直接比較することで, この問いに答えようとしました
[11, 12].
　ここで少し実験について説明しましょう. この実験の参加者は,
提示される顔刺激への魅力度評定課題 (美的判断課題) と, それに

魅力的な選択肢	中立な選択肢

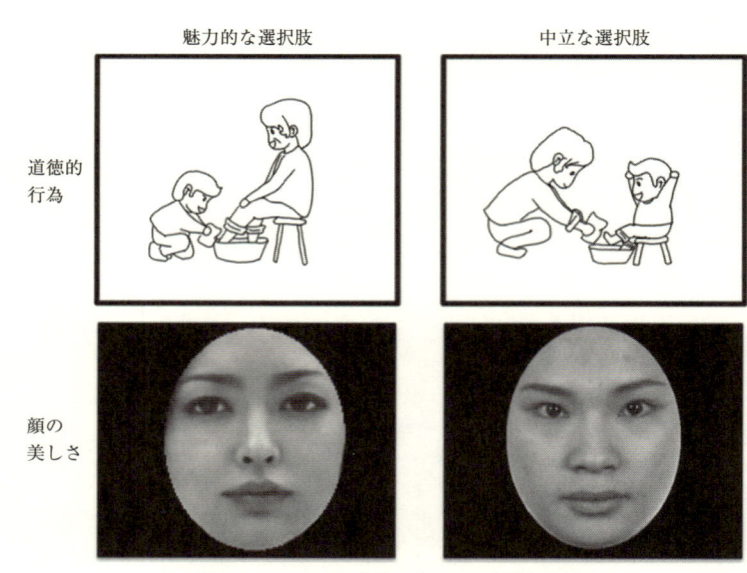

道徳的
行為

顔の
美しさ

図 3.2　Wang らの実験で使われた実験刺激例
(Wang et al., 2013 をもとに改変)

引き続いて，シナリオで表示されるその人物の行為（「お年寄りの
足を洗ってあげた」など）への道徳度評定課題（道徳判断課題）を
おこないました（**図 3.2**）．ふたつの異なる判断をするときの脳活動
を記録したのです．

　その結果，身体的な美しさの判断でも，道徳的な美しさ（正し
さ）の判断でも，美しいと参加者が感じたときには，もうおなじみ
の内側眼窩前頭皮質が活動することがわかったのです．さらに評定
のスコアが上がるほど，活動も強くなることも明らかになりまし
た．道徳的な美も身体的な美も，おなじく脳の特定の活動をひきお
こすことができるということです．視覚や聴覚などの感覚知覚では
感じられない，心根の美しさという眼に視えない美．それに対する

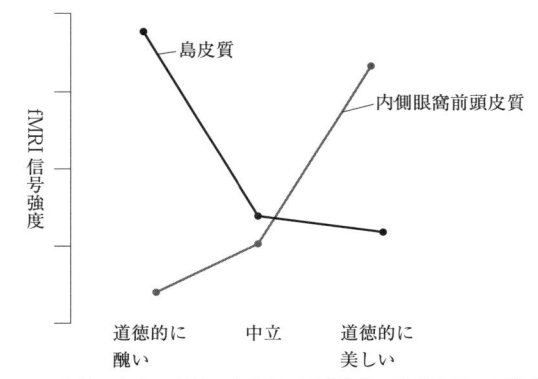

図3.3　内側眼窩前頭皮質と島皮質の活動強度の関係を示した模式図
（Tsukiura & Cabeza, 2011 をもとに改変）

脳活動も，芸術作品の美しさの体験とおなじような脳活動により表現されているようです．

　さらに興味深いことは，「島皮質」とよばれる不快感情や痛みなどに関与する脳部位の活動パターンです．島皮質は，両方の判断課題の得点が高いほど（つまり，美しいほど），眼窩前頭皮質の活動とは反対に，低い活動をみせたのです [11]．つまりシーソーのように，眼窩前頭皮質の活動が上がると島皮質の活動は低下し，眼窩前頭皮質の活動が下がると島皮質は活動が上がるという負の相関関係になっていることがわかったのです（**図3.3**）．

　この眼窩前頭皮質と島皮質の活動のパターンからは，美的判断と道徳的判断とのあいだに強い関係性があることがうかがえます．「美は善である」という考えは，古代ギリシア哲学の「カロカガティア（kalokagathia）」（または「カロン（kalon）」）という概念までさかのぼり，現代心理学でもその関係性は実験的に示されてきまし

た.

　見た目と内面は, 本来は関係のないものです. しかし目に見える情報が, 目に見えないものの評価に影響する例は, バンドの見た目と音楽性の良し悪し [13], 外見の魅力度と面接での評価 [14], 科学者の見た目と論文の質 [15] など, 実に数多くの研究で報告されています. 「美は善, 醜は悪」というステレオタイプはヒトの認知に組み込まれたバイアスなのかもしれません. この実験が明らかにした, 報酬や快に関与する眼窩前頭皮質と不快感情に反応する島皮質というふたつの相反する脳内機構の綱引きは, 魅力的な人物は倫理的であり, 不器量な人物はおこないも不道徳だと考えてしまうような認知の傾向に関与している可能性がうかがえます.

　この結果からは, 美と道徳とのつながりも連想されます. 実際この部位を損傷した患者は, 道徳的判断が適切におこなえなくなることも報告されているのです [16]. この臨床研究の報告では, 眼窩前頭皮質に損傷を受けた患者は, 健常者にとっては明らかだった人道的に問題ある行為をおこなう人の「悪意」を正しく判定することができませんでした.

　もちろん眼窩前頭皮質はほかのさまざまな認知にも関与しており, 眼窩前頭皮質の損傷と道徳的判断との関係は簡単には結論づけられません. しかし, 道徳や善性のような眼に視えない価値はたしかに存在し, その内的状態に対応する脳機能研究は, 人間性をめぐる諸学問に新たな視点を提供できると考えています.

　心根の美しさは, 相貌や, 色の組み合わせ, 旋律などといった物理的な特徴をもたない, 不可視の情報です. 善行や正しさといった「善」や「真」に見出す美の感覚でも視覚や聴覚の美と同様の脳の反応がみられるという発見は, これまでの神経美学研究のなかでも

とくに重要なものといえます．このような「視えない美」に関する
ものは，倫理観やものごとの正しさといった，人間性の根幹に関わ
るものが多いです．美という感覚自体が，人間にとってとても重要
なものであるということを見て取ることができます．

　数理的美と道徳的美について，この章ではお話ししてきました．
美は，それだけで単独にわたしたちの認知に存在しているのではな
く，善や正しさとつながりをもっていることも垣間見えてきまし
た．美と善と真の関係性については，本書の最後でもう一度立ち返
ることにしましょう．

　ここまでは，わたしたちの主観性のなかにある美しさの感覚を，
脳の活動を通してみてみました．いろいろな美の体験が，脳のなか
では限局された部位の活動と密接に関係していることがわかったと
思います．次の章からは，話題を芸術作品にうつして，認知と作品
鑑賞との関係とその背後にある脳のはたらきを考えていきましょ
う．

Box 3　美を操作する—ニューロモジュレーションの可能性

　脳の活動から，その人が美を感じているかを推測できることを Box
2 で紹介しました．それではその逆に，人為的にその脳活動を変化さ
せることができたら，どうでしょう？　その人の審美的な体験を変え
ることができるでしょうか？　SF のように聞こえますが，そういう技
術は実はもうあるのです．微弱な電流や磁気刺激によって頭の外から
脳の神経細胞の活動に変化を与える手法，脳刺激法を用いる「操作脳
科学／脳刺激法 (neuromodulation/brain-stimulation)」です．これは
精神疾患の治療，運動機能リハビリテーションなどの目的に以前から
用いられてきた技術ですが，近年，臨床以外の基礎科学分野でもヒト

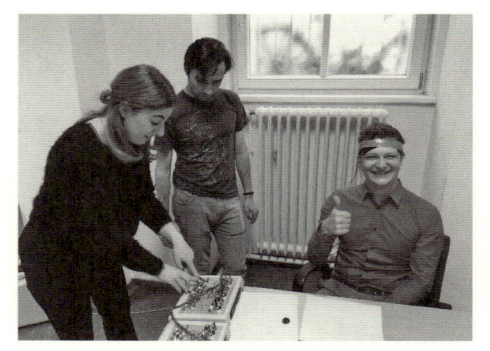

図　脳刺激法を使った実験風景
（ウィーン大学心理学部にて）

の行動・認知と脳活動との関係を研究するための有用なツールとして
盛んに利用されています．この脳刺激法を利用することで，美的体験
という主観に影響を与えられるか，各国で研究がすすめられています．

　イタリアの研究者ザイラ・カッタネーオらは，脳刺激法のひとつ経
頭蓋直流電流刺激法を使って，背外側前頭前皮質を刺激しました [17]．
背外側前頭前皮質も美的な判断をするときに活動をみせる部位です．
すると，実験参加者は脳刺激後に，絵画作品に対する審美評価が，刺
激なし条件と偽試行とに比べて強まることが明らかになったのです．
また逆に背外側前頭前皮質の活動を人為的に抑制した場合には，審美
評価が低下することもわかりました．脳活動を物理的に変化させるこ
とで，個人の美的体験に影響することが可能であると示した最初の研
究報告であり，これは重要な結果です．
　感性的体験と脳刺激法の研究は近年盛んにおこなわれており，日本
でも慶應義塾大学心理学専攻に研究グループがあります．これからさ
らなる発展を期待できる分野といえます．
　物理的な脳の活動を操作することで主観である美の体験を増強（ま

たは減少）させることができる可能性は，臨床分野にとっても非常に重要です．美は快の感情に密接につながっています．それゆえ，うつ病や失快感症など，快の感覚を失うような症状にこの技術を応用すれば，その感覚を取り戻すことができるかもしれません．基礎研究を応用につなげることは容易ではありませんが，いつか脳機能研究の成果がわたしたちの幸福に貢献できるようになれば素晴らしいことと思います．

うつろう美の価値

　あなたはいま，オランジュリー美術館でひとつの名画の前に立っています．けぶるような光と色の洪水が美しい一枚の睡蓮の絵．作者が有名なクロード・モネと知り，キュレーターによる解説を読んで，なるほどとますますその色彩に深く感動したとしましょう．さて，そこに「作品の価値」というものがあるとして，それは絶対的で決して変わらないものなのでしょうか？　美術館の展示室で感動した『睡蓮』を，もしも裏通りの小汚い露店で見かけたとしたら，あなたはおなじ絵をおなじように評価できるでしょうか？　わたしなら素通りしてしまうかもしれません．では今度は，そこに通りがかったいかにも目利きそうな老紳士が絶賛しているのを聞いたとしたら，どうでしょう？　はたまた，それがボロを着た酔っぱらいだったとしたら？　あなたは，あなたが感じた「作品の価値」を，どんな状況でもおなじように感じとることができるでしょうか？

　これまでの心理学の研究からは，それがとてもむつかしいということがわかっています．作品とはまったく関係のない，まわりの環

境や情報（文脈）を知ることで，わたしたちが作品から感じる価値はいとも簡単に変えられてしまうのです．この章では，うつろっていく作品の価値と，その背後に考えられる認知と脳のはたらきについて考えてみましょう．

4.1　地下鉄のヴァイオリン弾き

　夕暮れどきの駅前，演奏するストリートミュージシャンとその前を足早に通りすぎる人たち．家路を急ぐ通勤客にとって，彼らはいつもそこにある背景にすぎないかのようです．アメリカやイギリスでは「バスカー」とよばれ，ロンドンの地下鉄などで演奏しているのが毎日のように聴こえてくるものです．たいていの乗客は素通りですが，たまに好きな曲を演奏しているバスカーがいればコインを置いていきます．どの都市にも見られるふつうの光景です．

　2007 年のある日，アメリカ・ワシントン DC の地下鉄構内にもひとりのバスカーがやってきました．ジーンズに長袖 T シャツ，それに目深にかぶるベースボールキャップといういかにもバスカーといった出で立ちの若い男は，とりだしたヴァイオリンでクラシックの曲を奏ではじめました．ヴァイオリンのバスカーがめずらしくて，ときおり彼のほうを見やる通行人はいますが，たいていそのまま通りすぎていきます．足を止め，ポケットのコインを楽器ケースのなかに投げ入れる人は多くありません．40 分ほどで 6 曲を弾きおわり楽器をしまったとき，彼の稼ぎは 32 ドルと少しというものでした．ふつうのバスカーにとって，この額は別に悪くもなければ特段すごい稼ぎでもありません．しごく普通といったところ．ところが，このバスカーは普通のバスカーではありませんでした．彼の名前は，ジョシュア・ベル．17 歳でカーネギーホールに立ち，世界中のオーケストラと共演する売れっ子のソロヴァイオリニストだ

ったのです．ベルは，その数日前にボストンシンフォニーオーケストラと演奏し，拍手喝采のスタンディングオベーションを受けました．その日とおなじように愛用のヴァイオリン（約4億円のストラディバリウス）を使って，その日とおなじ曲目を弾ききりました．彼が弾いているあいだに，1000人以上の利用客が通りすぎていきましたが，立ち止まってコインを投げ入れたのはたったの27人．満場のスタンディングオベーションとは程遠い結果です．（彼を見てジョシュア・ベルだとわかった女性がひとりだけいました．でも彼女はボストンシンフォニーとの公演を聴きにいき，彼の顔に気づいたからでした）．[18]

　一体なぜ，ベルはわざわざこんなことをしたのでしょう？　実はこれは，わたしたちの感性的な価値判断が，自分の置かれた文脈やまわりの状況にどれだけ左右されるかをしらべるため，イェール大学の心理学者ポール・ブルームがワシントン・ポストの協力を得て仕掛けた実験だったのです．もちろん，音響効果の良いホールや，聴く側の気構えといったちがいはあるでしょう．しかし，有名なヴァイオリニストが稀代の名器で演奏したにもかかわらずのこの結果は，わたしたちの感性が文脈という情報に強く依存していることをよく示しているといえます．実験に参加したワシントン・ポストのリポーター，バインガルテンは地下鉄でのベルの演奏を「豪華な額縁を取り払われたモネの絵画」と表現しました．まさに裏路地の露店に置かれたモネ，というわけです．おなじモノなのに，その状況と与えられる知識によって，印象も評価もがらりと変わってしまう．端的にいえばわたしたちには，耳から入る音色を楽しんでいるのではなく，「ジョシュア・ベルが弾いている」という文脈が与える情報を楽しんでいる，といえる部分があるのです．

　実際に目の前にしている物とは直接には関係ない情報でも，それを知ることによって，その物自体の評価や判断に影響を与えることがあります．この現象を，社会心理学ではひろく「文脈効果」とよんでいます．文脈効果は，音楽演奏だけではなく，わたしたちが何かを評価するときのいろいろな場面で見つけることができます．たとえば，ワインの値段と味わいの関係．おなじ安物のワインでも，付けられている値札の値段が上がるとともに，味わいも良く感じられることがわかっています（参加者はもちろん中身のワインがおなじことは知りません）[19]．「高かろう良かろう」ということですね．安物でも主観的においしく感じられるのなら，それはそれで幸せだろうと思うかもしれませんが，逆に高級ワインに安い値段をつけてしまうと，味わいも安物に感じられてしまうので困りものです．1000 円のワインと思って飲みきってから，シャンベルタンだったと知らされたら悲惨なことです．

　もうお気づきかもしれませんが，この手の価値の変化は，感性的な価値判断，つまり客観的に測定することがむつかしい価値，そうたとえば芸術や美醜の価値判断などで起こりやすいものです．30 センチは 15 センチより長いことは明らかで，30 万円は 15 万円より高いことも誰でも納得できますね．ですが，感性の話となるとその判断が非常にもろく曖昧になるのです．

　ヴァイオリンの音色もワインの風味も絵画の色彩も，ある文脈での印象は，別の文脈ではがらりと変わってしまう．ここでみてきた例のように，わたしたちの感性的な評価は文脈によってうつろい変わっていきます．もしそれが審美的な価値を判断する場面だったら，わたしたちはどう振る舞い，そして脳はどのようにはたらいているのでしょうか．美術館のモネと露店のモネは，いったい脳のな

かではどうちがうのでしょう？

4.2　文脈でうつろう価値—文脈効果と美的価値

　下のふたつの絵を見てください（**図 4.1**）．左側の絵はルイジアナ近代美術館という，デンマークにある有名な現代アート美術館所蔵の抽象画で，右側はそれに似せてコンピュータグラフィックス（CG）を使って描いたものです．みなさんはこのふたつを見比べてみて，どちらの絵が良いと思いますか？　やっぱり美術館に所蔵されている絵のほうが，より芸術的で良く見えるでしょうか．それとも，両方そんなに変わらないでしょうか？　もうおわかりですね，そう，ふたつの絵画は「おなじ」ものです．この画像は両方ともおなじコンピュータアルゴリズムによって，機械的に作り出された画像なのです．片方に実在の美術館所蔵，もう片方に CG と，ちがうラベルをつけただけのことです．それでもこの質問をされると多くの人が，美術館の所蔵作品だと思い込んでいる画像のほうを，美的により優れていると感じてしまうのです．

　2010 年におこなわれた実際の実験でも，コンピュータアルゴリ

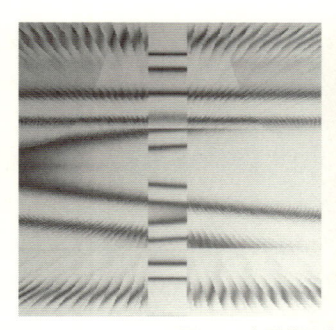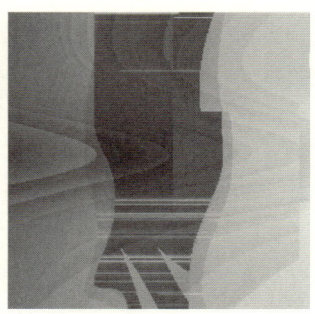

図 4.1　文脈効果実験の画像刺激の例
実験では，左は美術館所蔵作品，右は CG とラベルづけされる．→ 口絵 5

ズムを使って抽象画のような画像をいくつも作成し，一方に「ルイジアナ美術館の所蔵作品」，もう一方に「CG」とラベルづけをして，実験参加者に見せました[19]．つまり，美術館に展示されているモネの絵と，道ばたの露天で売られているおなじモネの絵との比較を，実験室のなかでおこなおうとしたわけです．結果は，さきに紹介した通り，多くの参加者が「美術館」ラベルのついている画像のほうを美的に優れていると答えました（「美術館」ラベルの画像群は平均6％高い評価でした）．どちらもおなじ方法で機械的に生み出され，芸術的創造性などまったくない画像なのにもかかわらずです．ラベルを見ることで知ってしまった文脈の情報に，作品の美的評価が引きずられたのです．

　さて，ここでひとつわからないことがあります．美術館の所蔵（と思いこんでいる）作品を美的に優れていると答えた参加者たち．彼らは，そう「考えていた」のでしょうか，それとも，本当にそう「感じていた」のでしょうか？　言いかえると，「別に綺麗とも思わないけど，美術館に所蔵されている作品だから優れているはず」と考えて高評価をつけたのか，それとも参加者自身本当に「これはキレイだ」と感じたから高評価をつけたのか，どちらなのでしょう？このふたつの可能性を明確に切り分けるのはむつかしそうです．参加者自身，そのどちらであるのかを意識的にハッキリとわかってはいないかもしれません．脳のはたらきに，何かヒントがないでしょうか．

　美術館ラベルのついた画像を見て文脈効果が起きているときの脳活動をしらべてみると，内側眼窩前頭皮質に強い活動があることがわかりました．画像のクオリティとしては変わらないのに，CGのラベルがつけられた画像ではこの活動は起こりません．

　眼窩前頭皮質はこれまでの章でもたびたび出てきましたね．たとえば，美しさの体験が強いほどこの部位の活動が強くなる，そういう対応関係があるのでした．その逆に，眼窩前頭皮質の活動からその人の美的体験を推測することもできました（第2章）．この脳部位の活動はわたしたちの美的な体験と報酬の感覚とに密接に関係します．

　このことから，この実験での眼窩前頭皮質の活動の増加は，参加者の美的体験が実際に強まったことを示しているのかもしれません．つまり，美術館所蔵というラベルを貼ることで起きる美的判断の文脈効果は実際の主観的な美的体験に影響している可能性があります．そうすると，文脈効果によって美的体験は，そう「考えている」だけではなく，実際そう「感じている」に変化したのかもしれません．別の研究では，一度起きた文脈効果は文脈情報が取り去られた場合でも，約40％もの参加者でその後も数ヶ月にわたり消えないということもわかっています[21]．この結果も，文脈効果が与えているものは，小手先ではなく実際の感じ方自体に影響している証拠といえます．

　値札のゼロの数でワインの風味が操られるとき，場所やチケット代でヴァイオリンの音色が操られるとき，所蔵先の貴賤で絵の価値が操られるとき，わたしたちの目や耳や舌は簡単にだまされる．そのとき，わたしたちのこころも変化しているのかもしれません．わたしたちが「感性的価値」とよぶもの．その価値はその物だけではなく，それがどのように示されるか，どんな出自なのか，といった情報をすべて勘案し修飾され動的に形づくられていくといえます．

　文脈効果の面白い点のひとつは，その効果が人によってちがうと

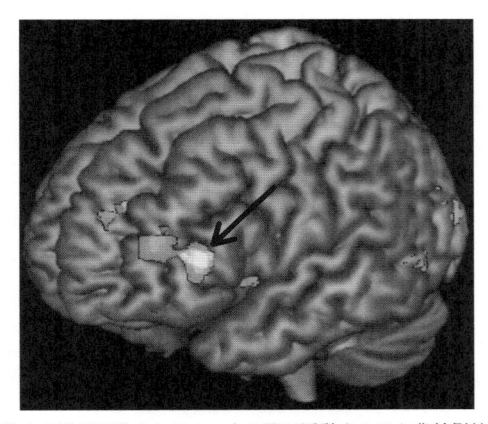

図 4.2　他人の意見に流されにくい人の脳で活動をみせた背外側前頭前皮質
→ 口絵 6

いうことです．みなさんのまわりでも，人の意見に流されやすい人
とそうでない人がいるでしょう．この差に関わっていると考えられ
る脳部位があります．背外側前頭前皮質とよばれる部位で，左右の
こめかみから上にたどっていったオデコ横の上あたりにあります
（**図 4.2**）．前頭葉のなかでもさらに前方に位置して，生物進化的に
新しく，ヒトでとくに発達している大脳新皮質の一部分です．背外
側前頭前皮質は視覚や触覚など感覚から入ってくる情報の統合や衝
動性の制御に関わっている高次の脳領域であることが知られていま
す．「誰の作品なのか」，「どこの所蔵なのか」といった文脈情報
を知らされても，それに流されずに自分の意見を保ち続けられる人
の脳内では，この部位が活発に活動していることがわかっています
[22]．逆に，文脈情報によって自分の意見を簡単に変えやすい人の
脳内では活動がみられません．背外側前頭前皮質が，直接作品に関
係のない情報の影響を抑制しているのではないかと考えられていま
す．これについては，次の章で専門家の脳活動とともに詳しく考え

ることにしましょう.

4.3　**クチコミに流される価値—同調バイアス**

　文脈効果は，ほかにもいろいろな場面でみることができます．た
とえば，みなさんもきっと経験があると思いますが，人からのクチ
コミはとても強い文脈効果を与えることができます．自分では気に
入らないと思っている物でも，まわりの仲のいい友だちみんなが好
きだと言っていると自分も好きに思えてきてしまう．「お墨付き」
もそうですね．ガラクタにしか見えなかった現代アートが，著名人
の絶賛を聞くと途端に立派な芸術作品に見えてきてしまう．露店の
モネも，いかにも目利きそうな紳士に勧められたとしたら，もしか
したら気持ちが動いて買ってしまうかもしれません．わたしたち
は「他者の意見」に簡単に影響を受けるのです．これを社会心理学
では「同調バイアス（同調現象）」とよんでいます．世間の「流行」
の多くが同調バイアスによって生み出されるといっても言いすぎで
はないでしょう．それゆえ「美」というきわめて主観的で，不可侵
とも思える個人的な感性体験が，社会のなかで共有されていく仕組
みを考えるうえでも，同調現象はとても重要なのです．

　ところで，知人は知人でも自分の嫌いな誰かが言っていること
は，あまり素直に受けいれられないということがありますね．それ
ならば，嫌いな知人の意見からは同調バイアスを受けにくいのでし
ょうか？　実はその通りで，他人の意見による同調現象では，どの
他人の意見かが重要になるということが最近の研究でわかってきま
した．

　デンマークとオーストリアでおこなわれた研究では，クチコミ
の出どころを「仲の良い大学の友人」，「専門家」，そして「自分よ

りステータスの劣る者（実験では「中退者で無職」とされました）」
のように，三つの種類に分けました [23]．その三種類の出どころ
に，さらにその人たちが「好き」と言っているのか「嫌い」と言っ
ているのかの，「好き・嫌い」二条件をくわえた合計六つの「他人
の意見」条件を用意しました．たとえば，「仲の良い友だちが，好
きと言っている」と知らされたあとにある絵画を見せられ，実験参
加者たちは自分がどの程度それを美しいと思うか回答する，といっ
た実験になります．すると，「友人」と「専門家」の意見の条件で
は，クチコミで好評だったと知らされた絵画にはより良い評価を，
逆に友人や専門家が低評価をしたと知らされた絵には悪い評価をつ
ける傾向がみられました．これは，同調現象の研究では典型的な結
果で予想通りといえます．興味深いのは，「自分よりステータスの
劣る人たち」のクチコミに対しては真逆の影響が出たことです．つ
まり，好評だと知らされた絵にはより悪い評価を，低評価と知らさ
れた絵にはより良い評価をつける，という傾向が明らかになったの
です（図 **4.3**）．

　わたしたちは，どんな場合でもおなじように他人に同調するので
はなく，相手の社会的ステータスによっては天邪鬼のように反対の
ことをする傾向があるのです．文脈の効果という意味ではおなじで
すが，同調する方向としては真逆の影響．誰かが好きと言ったから
自分も好きになる，というだけではなく，その誰かが何者であるか
も大事なのです．

　他人の意見への同調バイアスが起きているときの脳のはたらき
をみてみましょう．自分の評価と他者（友人でも専門家でも）の意
見にくいちがいがあることを知ったときの脳活動に興味深い反応
がありました．それは前部帯状回と島皮質とよばれる部位の活動で
す [24]．両方とも覚醒度とネガティブな感情の生起に関係している

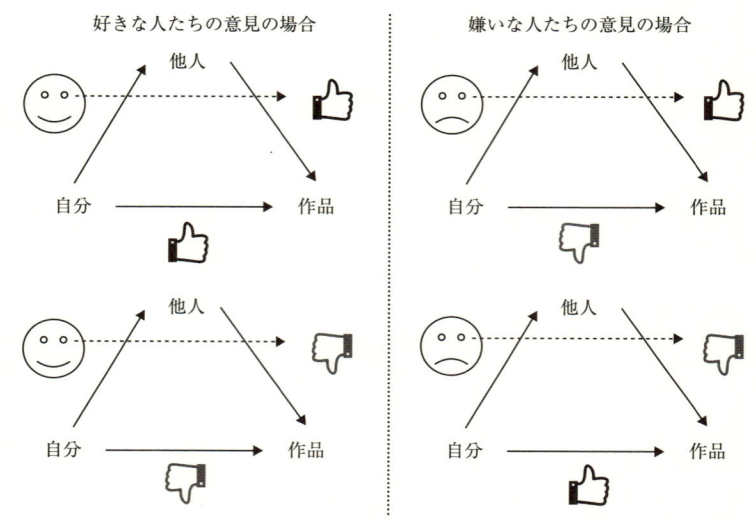

好きな人たちの意見の場合　　　　　嫌いな人たちの意見の場合

図4.3　社会的ステータスによる同調バイアスのかかり方のちがい
たとえば右上の三角関係では，嫌いな人たちが（他人），ある作品について良い評価
（グッドマーク）をしていることを知った場合，自分はその作品に低評価をつける傾向
があらわれる．

部位です．自分がした評価が，ほかの大勢がした評価とちがってい
たことで，社会的な不安を感じている心理を反映しているのではな
いかと研究者たちは考えています．そうすると，同調現象というの
は，社会的な孤立を避ける衝動を反映しているのかもしれません．
つまり，他者の好評価を知ることで，その作品を自分ももっと好き
になる，ということが起きているのではなく，いわば仲間はずれに
なる可能性の不安によって，他人がつけた評価に沿うように自分の
意見を変える，という心理的プロセスなのかもしれません．
　デンマークとオーストリアは福祉国家であり保守的態度の高い国
ではありますが，言ってみれば両国とも個人を尊重するヨーロッパ

文化の影響のただなかにあり，同調バイアスはかかりにくい状況とも考えられます．もっと集団主義的な国（たとえば日本）でこの研究をおこなったら，非常に大きな同調バイアスが得られるかもしれません．日本で数多くの流行りと廃りがみられるのは，もしかしたらこの心理的プロセスがもとになっているのかもしれませんね．

　わたしたちの美的感覚は所蔵先，解説，クチコミといったもので簡単に変わってしまうことをみてきました．それは一定不変ではなく，いろいろな情報や状況から影響を受けて，そのつどダイナミックに書き換えられていくことを意味しています．わたしたちにとって審美的な価値というものは，柔軟だけれどフラジャイルで不確かなものなのです．ですがもちろんこの機微がなければ，世界は味気ないものに感じるかもしれませんね．好きな人が好きなもの，だからわたしも好きになる．この人間らしい不確かなこころのゆれが，わたしたちの体験をゆたかに修飾してくれていることは間違いのないことです．

　ここまでお話ししてきたことは，「ふつうの人々」を対象とした研究ばかりです．つまり，その道の専門家ではありません．わたしたちが専門家の意見に強く影響されるのは，彼らが「たしかな意見」をもっていると信じているからといえます．たしかな意見とは「的確」であると同時に「確固」としたゆるぎない意見のことですね．では，なぜ専門家はほかの人の意見から，つまり文脈効果や同調バイアスから自由なのでしょうか？　次の章では，専門家の認知の仕組みについて，知識がもつ「諸刃の刃」とからめながら考えてみましょう．

Box 4 　身体性と芸術鑑賞

　値段や権威のようなはっきりした文脈の情報がない場合でも，感性的判断は影響を受けることがあります．たとえば，下の図のようにドットをいくつも，点，点，点と絵筆で描いてみてください．その後，美術館に行くとあなたは点描画がより好きになっています．そんなバカな，と思われるかもしれませんが，この現象を報告している研究が複数あるのです．

　実験では，**図**のようにブラシでドットを描く条件と，ブラシストロークを描く条件を参加者にやってもらいました．すると，点描の動作をさせた参加者は，その後ジョルジョ・スーラなどの点描画への審美的評価が高くなったのです [25]．

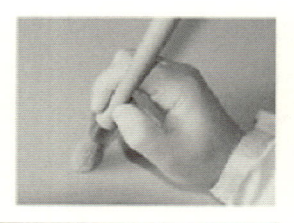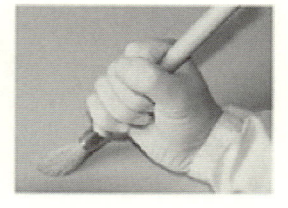

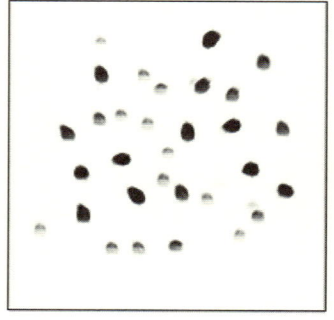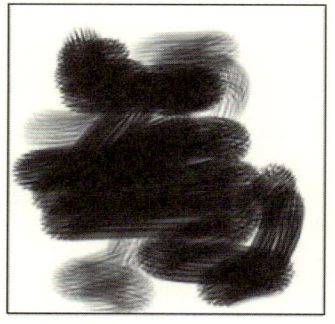

図　Ticini らの実験 [25]
ブラシでドットを描く条件と，ストロークを描く条件．私信から改変．

　この不思議な現象がなぜ起きるのか，まだよくわかっていません．もしかすると，「動作の実行」と「動作の観察」とのあいだにつながりがあるからかもしれません．

　「動作」を連想させる作品を観察しているとき，たとえば，点描や切り裂かれたカンバスを観ているときなど，わたしたちの脳内では実際の動作の実行に関係している部位も活動していることが知られています．このような反応は「ミラーニューロンシステム」とよばれています．

　ミラーニューロンは面白い性質をもつ神経細胞です．電極でサルの脳活動をしらべる電気生理学の実験で発見されました．この神経細胞は，自分が運動をしているときでも，またほかのサルがおなじ運動をしているのを見ているときでも，おなじように反応するのです．たとえば，自分が餌を口に運んでいるときに記録される活動が，ほかのサルが餌を口に運んでいる光景を見ているときにも，おなじく記録されるわけです．

　ミラーニューロンはヒトの脳でも発見され，それがミラーニューロンシステムとよばれています．このシステムが面白いのは，作品の中に示唆された動きを想像するだけで活動する点です．たとえば，イタリア人彫刻家ルーチョ・フォンターナの作品に，キャンバスに刃物で切り込みを入れたシンプルな作品があります．この切り込みは観賞者にアーティストの創作時の動き自体を連想させ，そのことでミラーシステムが反応することが報告されています．

　このことからさきの実験を考えると，まず実際の点描動作によってその人のミラーシステムが準備状態へ移行してはたらきやすくなり，そして，それによりその後の点描作品の観察が促進されているのではないかと推測することができます [26]．心理学では「知覚の流暢性」が向上するといいますが，点描画への知覚の流暢性が上がったために，好みが高まった可能性があげられます．美術館に行く前にあなたが何をしていたのかも，もしかしたらあなたの感性に影響しているのかも

しれませんね.

知識の監獄

5.1　囚われの知覚—ピカソが描いたストラヴィンスキー

　1920年，ふたりの巨匠がイタリアで出会いました．画家パブロ・ピカソと作曲家イゴール・ストラヴィンスキーです．ナポリからスイスへと向かう作曲家の旅の途中，ローマで出会ったピカソは彼の肖像画を描き贈りました．太く明瞭な描線で描かれた，シンプルで，かつ重みと立体感のあるこの肖像画からは，作曲家としてのストラヴィンスキーの性格と，ピカソの画風を同時に感じとることができます（図5.1）．

　しかし，この絵をよくよく見てみると，身体の前で組まれたストラヴィンスキーの両の手のひらは，不釣り合いに大きく描かれていることがわかります．作曲家としてのアイデンティティをあらわすかのように，身体に比べてミスマッチなほどに強調された大きな手．この手のためにストラヴィンスキーの肖像画は，模写（正確には転写）の教材としてよく使われることになります．

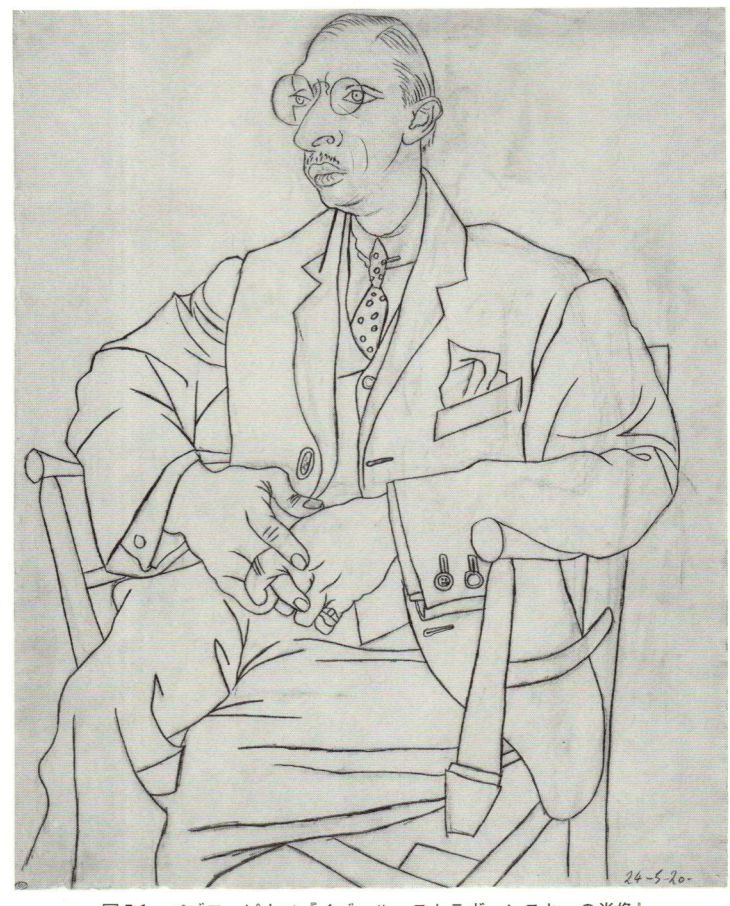

図5.1　パブロ・ピカソ『イゴール・ストラヴィンスキーの肖像』
© Succession Picasso/DACS, London 2019

　なぜ模写の教材なのでしょう？　模写とは，モデルとなる作品を忠実にそのまま写し取ることですね．しかし，何も予備知識がない状態でこの肖像画を模写すると，多くの人がストラヴィンスキーの両手を，人体として「正しい」ふつうの大きさで描いてしまうのです．この「正しい」大きさというのは，「人体とはこういうモノである」という知識に照らし合わせた場合は正しいのですが，目の前の現物をコピーするという点では誤りなわけです．目で見たままを描くための訓練なのに，わたしたちが実は物をよく見ていないことに気づかされます．

　ところが，この肖像画を上下さかさまにした状態で模写させると，今度はなぜかピカソが描いた通りの比率に近く描けることが知られています．上下さかさまの肖像画の模写なんて，ふつうよりももっと難しいだろうと思うのに，なぜこのようなことが起こるのでしょう？　これは「顔や身体はこういう形のものである」という知識を，わたしたちが成長の過程で獲得しているためだと考えられています．眼は二つで口と鼻は一つずつ，腕は二本でそして手はこのくらいの大きさだというふうに，身体とはふつうはどのようなものであるはずか．そういった知識は，対象を手早く把握するには便利なものです．しかし同時に，前もっての知識があることで，対象へのこまやかな観察をおろそかにする危険性があるのです．描いているものが何であるか頭でわかっているがために，実際に目の前にしているそのもの自体を見ているようで，実はちゃんと見てはいないのです．顔がこの大きさなら，身体がこの大きさなら，手はこの大きさのはずだという知識が，ストラヴィンスキーの肖像を模写するとき，わたしたちを「盲目」にしてしまうのです．

　盲目現象は，顔と身体の知覚で顕著にみられますが，ほかの物で

もその人にとって非常に見慣れた物なら起きることがわかっています．自分にとってあんまり当たり前のことを他人からくわしい説明を求められて窮したことはありませんか？　子どもの奇想天外な目のつけどころに驚いたことはありませんか？　ストラヴィンスキーの肖像画に戻れば，模写しているものが「人の身体である」と認識することで，人体がどのようなものであるかという知識があるがために，目の前にある像を模写しているようで，実は知識のなかにある身体にのっとって描いてしまうのです．

ストラヴィンスキーの不釣り合いに大きな手を描けないことは，わたしたちが知識に囚われているのだという事実を教えてくれます．大人だけではありません．みなさんは，子どものころクレヨンでお絵かきをしたときに，太陽を何色で塗りましたか？　赤色を使った人が多いと思います．これをほかの文化，たとえば英国の子ど

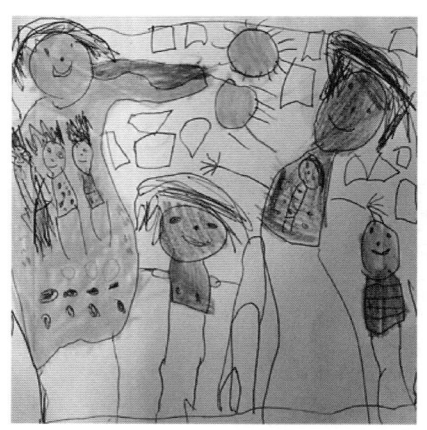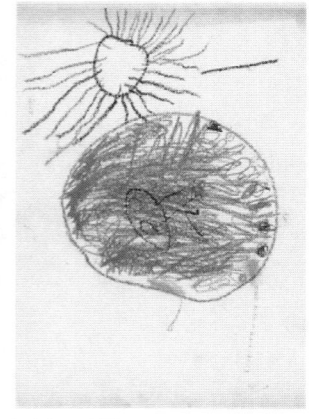

図 5.2　子どもの描いた黄色と赤色の太陽
（左）英国の 4 歳児 Sora Naito Roberts の作品，（右）日本の 3 歳児の作品．（私信より改変）→ 口絵 7

もたちが描いた太陽を見ると黄色なのです（**図5.2**）．実際には昼の太陽は赤でも黄色でもなく白なのですが，「太陽は赤（または黄色）である」という知識をもっているためと考えられます．わたしたちの認知は幼いころからすでに「知識の監獄」に囚われているといえます．

考え方，観念，文化や常識でも，わたしたちは盲目になっているのかもしれません．当たり前のことが，本当に当たり前なのかを知ることはむつかしいものです．もちろん，社会のなかでスムースな意思疎通をするには，このような知識はとても有用でむしろ必要な能力です．「人間の身体とはこういう形で，腕は二本で目は二つで……」などと，いちいち説明し始めたらキリがありません．ですが，芸術や創作となると話はちがいますね．それゆえ，模写の教材にストラヴィンスキーの肖像画はもってこいなのです．

5.2 「つけどころ」がちがうエキスパートの目

もちろん，知識はいつも悪者というわけではありません．宗教絵画のアトリビュート[1]，歌劇構成の理解，現代アートの解釈などなど，知識の蓄積によってしか到達できない芸術の歓びがあります．美の体験についてもおなじです．顔の美や色彩の美などは，高度な知識にたよらずとも多くの人が感じとれます．しかし，たとえば数理の美，幽玄の美など，高度な教育や文化に深く精通することで獲得できる種類の美もあります．

知識を蓄えることで，作品の背景や作者の意図を知り，深い理解

---

[1] アトリビュート：西洋美術で，特定の神あるいは人物を表すシンボル．たとえば，マグダラのマリアのアトリビュートは「香油壺」と「頭蓋骨」であり，このふたつの物が描かれている宗教画の人物はマグダラのマリアであると知ることができる．

につながる．この点で，芸術観賞において，美術史学者に勝る知識のエキスパートはいないでしょう．エキスパートがどのように作品を観賞しているのか，エキスパートの脳はどのようにはたらいているのか．エキスパートと素人の行動学的なちがいについての研究は，芸術心理学や実験美学でこれまで数多くおこなわれてきました．ここでは視線についての実験をひとつ紹介しましょう．

デキる人は「目のつけどころがちがう」とよくいいますね．専門家は目のつけどころがちがうのでしょうか？　美術史学科の学生をエキスパート群として，絵画を観賞しているときの視線の動きを一般学生の素人群と比較した研究を紹介しましょう．

この実験では，人物や建物が描かれている具象絵画（たとえばウジェーヌ・ブーダン）と，目立った具象的なものが画中にないいわゆる抽象画（たとえばフアン・グリス）の，二種類の絵画タイプを使って視線の動きをしらべました [27]．まず，抽象画を観察しているときの視線の動きには，エキスパートと素人のあいだに目立った差はみられませんでした．ところが具象絵画の観賞では，素人群は顔や建物など目を引く部分を長時間眺めていることがわかりました（図 5.3）．

人体や建造物などは，一見して目を引く目立つ刺激です（サリエント salient な刺激といいます）．ヒトの視覚システムは，このようなサリエントな刺激へ自動的に注意を振り向けるようにできています．ボトムアップ型注意とよばれるものです．眼を開いている限り絶え間なく流れこんでくる視覚情報のなかから，自動的に目立つものに注意を向けるシステムはとても重要です．一方，ヒトの注意にはトップダウン型もあります．これは意識的に注意をコントロールし，自分の見たい場所に注意を集中させるものです．わたしたち

素人　　　　　　　　　　　　　エキスパート

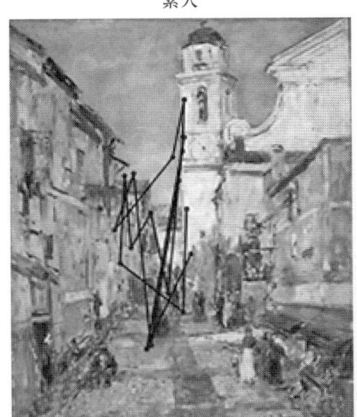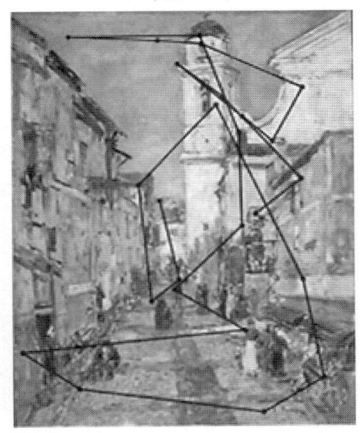

図5.3　素人と専門家の視線計測の結果

絵画内の実線が視線の動きをあらわしている．素人（左）は，人物や建物など画面内の目立つ具象物に視線がひきつけられている．一方，専門家（右）は画面全体を見て，構成や物の配置などを観察していることがわかる．（Pihko et al., 2011 から改変）

→ 口絵8

　はこのふたつの注意システムを使って，外界を切り取っているのです．

　素人群が画面内のサリエントな刺激に目を「奪われている」一方，エキスパート群は人物や建物へ視線を固定することが少なく，画面全体に目を配っていることがわかりました．これは，トップダウン型注意を使うことで，自然に注意をひかれてしまう人物などの具象物への処理を抑制して実現していると考えることができます．芸術心理学でフォークトが主張している「抑制論」です[28]．芸術観賞のエキスパートたちは，わたしたちがふつうにもっている刺激に対する自然な反応（つまり，目立つものに注意を向けること）を抑制し，画面構成や寓意などをそれぞれの方略でとらえているので

はないかと，研究者たちはみています．

5.3　目をくらませないエキスパートの脳

　わたしたちの美的な判断を変えてしまうあの文脈効果が，専門家には通用しないということを明らかにした研究もあります[22]．

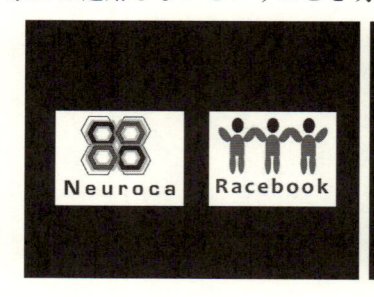
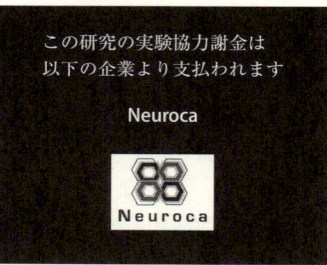

① ２つの企業のロゴ提示　　② スポンサーの提示

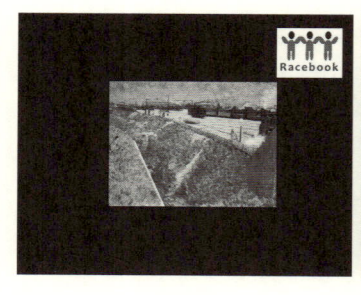
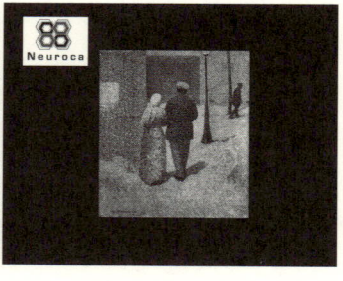

③ レーティングする絵画　　④ レーティングする絵画
　（別企業のロゴ）　　　　　　（協賛企業のロゴ）

図 5.4　実際の実験の模式図

まずふたつの企業のロゴが示される．続いて，どちらかの企業が実験のスポンサー（つまり参加者たちに支払われる謝礼のもと）であることが示される．その後，実験刺激である絵画が提示されるが，その傍に企業のロゴもつけられる．ある絵画ではスポンサーのロゴが，ほかの絵画ではスポンサーでないほうの企業のロゴがつけられた．（Kirk et al., 2011 より改変）

この研究では，金銭的なインセンティブを文脈情報としました．どういうことかというと，実験の参加者たちには，実験参加の謝礼として300ドルが支払われること，さらに，そのお金は実験のスポンサーであるふたつの企業のどちらかから提供されることが知らされます．課題は，画面に提示される絵画作品の美的評価をするという簡単なものなのですが，その際に絵画の横に小さく，件のスポンサー企業のロゴのどちらかひとつが添えられています（**図5.4**を参考に見てください）．それ以外には何の説明も与えられないまま，参加者たちは美的評価課題をこなしました．実験の参加者はここでもおなじく，一般の学生と美術史学を専攻している学生です．

　実験の結果，一般学生では，企業のロゴが自分にお金を支払ってくれる企業のロゴだった場合に，一緒に提示されていた絵画の美的評価が高くなったのです．もちろん，企業ロゴは絵画作品の美的価値にはまったく無関係です．一方で，もうおわかりと思いますが，エキスパート群の学生では，自分のスポンサーのロゴでも他企業のロゴでも，ロゴによる影響は美的判断にありませんでした．

　研究者たちは，この現象を「スポンサーシップ効果」と名づけましたが，これは金銭的なインセンティブによる文脈効果ということができます．

　さて，それではエキスパートたちはどのようにしてスポンサーシップの効果を消すことができたのでしょう？　一般学生の脳活動とエキスパートの脳活動を機能的MRIを使ってしらべて比べてみました．すると，ひとつの脳部位が浮かびあがってきました．前章でも少し触れた背外側前頭前皮質とよばれる前頭葉の高次領域です．感覚皮質から入ってくる情報の統合や衝動性の制御に関わる部位であることが知られています．提示された絵画に自分のスポンサーの

企業ロゴがついているにもかかわらず，スポンサーシップ効果がみられなかったときに，エキスパートたちの脳内ではこの脳部位が活発に活動していることがわかったのです．これは，一般学生群ではみられなかった活動です．

　背外側頭前皮質は複数の機能を担い複雑なはたらきをする部位です．ほかの多くの脳部位と直接に連絡路をもっていて，活動を調整するシグナルを送っているとも考えられています．そして，美の判断に重要な役割のある眼窩前頭皮質とも直接つながり（解剖学的結合）があります．この背外側前頭前皮質が，情報を統合する高次領域として，判断すべき作品に直接関係のない文脈情報の影響を抑制，排除しているのではないかと考えられます．さらには，直接の結合を通じて眼窩前頭皮質の活動を制御しているのではないかと研究者たちはみています．もしかすると，それが専門家の確固とした「審美眼」に貢献しているのかもしれません．

　目立つ部分に目を奪われることなく微細な特徴や背後にあるものに気づき，作品全体から背景や主題に込められた作家のメッセージを読みとるエキスパートの眼．自然な衝動を抑制して，作品に無関係な情報を排除できるエキスパートの脳．これらが審美眼とよばれる能力のうらにあるのかもしれません．

　しかし同時に，やはりここでも知識の監獄のジレンマはあります．作品に無関係な文脈を排除したり，自動的なボトムアップ型注意を抑制したりすることで，作品自体をみることが可能な専門家の眼ですが，それはある面では，人として「不自然」な反応であるともいえます．画面の目立つ造形に注意が向くのが，そして文脈に沿って見方を柔軟に変化させていくのが人の自然な反応なのです．その「自然さ」から意識的に遠ざかっているのがエキスパートの芸術

知覚といえるでしょう.

　さきの視線計測の研究からも，このスポンサーシップ効果の研究からも，ひとりの美術批評家の言葉を思いおこさせます. それは，クライブ・ベルののこしたアンビバレントな以下の言葉,「芸術を一番楽しむことのできない人種は，実は美術史学者である. なぜなら彼らは知りすぎているからだ」です. どうやら専門家たちには失ってしまったものが何かありそうに思えます. そして，それは同様にわたしたち大人の多くが失ってしまったものなのかもしれません.

5.4　イノセントアイは戻らない

> 「生まれたときから散々に染め込まれた思想や習慣を洗ひ落とせば落とす程写実は深くなる. 写実の遂及とは何もかも洗ひ落として生まれる前の裸になる事，その事である」　高島野十郎

　さきほど太陽の色をとりあげて，文化と教育がもつ影響についてお話ししました. このジレンマは画家の創作活動にも当てはまります. たとえば印象派の登場する前は，色の知覚表現もまた知識のなかに囚われていたといえます.

　それまでの伝統的な絵画制作では，風景画であっても戸外でデッサンしたものを室内で仕上げるというやり方がふつうでした. 室内のアトリエでは，時間とともにうつりゆく光や天気の影響も，周囲の色彩が知覚に与える影響もありません. それゆえ「青いドレス」を着た人物を描くときには，その服地自体の「青色」を基本として，そのまま描くのが正解だったのです.

　一方，戸外で刻々とうつろっていく自然光のもとでは，青色のド

66

レスは常におなじ青色には見えないはずです．頭のなかにあるふつうの青色ドレスを描くのでは，表現することができません．それまでのどの作家よりも巧みに，物体が反射する色彩をキャンバスに表現したのは印象派のクロード・モネです．セザンヌはモネの絵を見てこう言いました．「なんとすごい眼なのだろう」．すごい腕前でもすごい技法でもなく，すごい眼．対象のそのままの姿を視ることのできたモネ．既成の知識にくもらされることなく，眼にうつる事物のありのままに気づくことのできた，そのことをセザンヌは「すごい眼」と表現したのでしょう．しかしそのモネでも，彼自身このような言葉をのこしています．「盲目で生まれてきたかった．そして，ある日突然見えるようになって，そうして絵を描いてみたかった」と．彼の言葉は，知識に囚われてしまう知覚について最も問題となる点を暗示しています．それは，この影響が不可逆であるということです．

　たとえば下の白黒の絵を見てください（図5.5）．何に見えますか？　ただの不規則な柄や水墨画など，いろいろな解釈ができるか

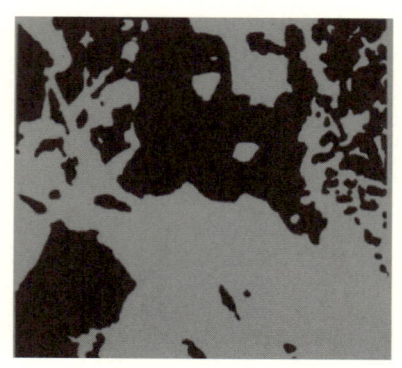

図5.5　ムーニーフェイスの例

もしれません．しかし，実はこれは白黒コントラストだけの人物の
顔なのです（こういう画像をムーニーフェイス Mooney face とよ
びます）．ただのインクのシミに見えていたものが，ある瞬間に突
然意味のあるイメージとして見える現象をワンショットラーニン
グ（visual one-shot learning）といいます．アハ体験ともいいます
ね．このページには，輪郭線をひいてわかりやすくした画像をのせ
てあります（**図5.6**）．ヒゲをたくわえた人物の顔が見えましたね？
ではもう一度，輪郭線なしの絵のほうを見てください．どうでしょ
う，その人物の顔が見えてしまいませんか？　そうです，一度それ
が何であるかを知ってしまうと，それを「知る前の白紙の状態」に
戻るのはとてもむつかしいのです．これはわたしたちに曖昧さを嫌
う傾向があるからかもしれません．このバイアスは「認知的完結欲
求（cognitive need for closure）」とよばれます．物事に対して確
固たる安定した答えを求め，曖昧な状態を嫌い避ける心理学的傾向
がもとになっていると説明されています．

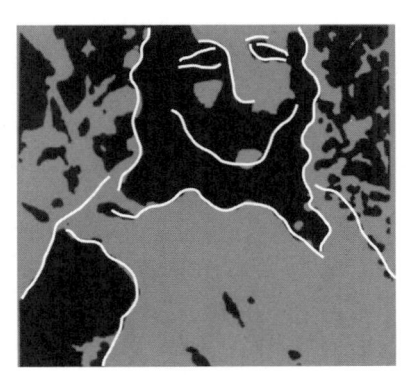

図5.6　補助線をひいた絵
ヒゲをたくわえた人物の顔が見える．

　堅固な知識にもとづいた認知が専門家のそれであるなら，その正反対にあるものは何でしょう．それはきっと，まだ社会的規範や文化の影響の少ない赤ちゃんや小さい子どものもっている認知かもしれません．ピカソは言います．「ほかの画家の絵なら真似て描くことは簡単である．でも子どもの描く絵だけは真似することができない」．言葉を覚え，因習や規範を学習し，いろいろな知識を蓄えて，わたしたちは常識的な大人になっていく．でも，新しいことを覚えると，その前の状態には戻ることができない．わたしたちは常に何かを得，そして代償として何かを失いながら成長していくのかもしれません．

　ここまでの第4章と第5章では，わたしたちのくだす価値判断がどれだけ曖昧で変化しやすいものか，どれだけ知覚や認知が知識や先入観に囚われてしまっているのか，エキスパートの事例もあわせて考えてきました．それでは，変わらない価値とはどこにもないのでしょうか？　次の章では，ピカソも言う子どもの描く世界を含めて，変わらない価値があるのか考えてみたいと思います．

Box 5　顔の盲目現象

　「盲目現象」をもう少し詳しく考えるために，顔と身体の知覚についての心理学実験を紹介しましょう．顔の画像があったとします．これを上下さかさまにして見せられたときには，正立像で見せられたときに比べて，眼や耳などといった細部のパーツへの注意が強くなることが知られています．（心理学や認知神経科学では，「注意」という用語は「周囲のある特定の物事に選択的に反応したり注目したりする意識の機能」と定義されます．）顔と身体は，社会的な情報を多く含んでいる重要な刺激カテゴリです．

　顔の情報処理の大きな特徴のひとつとして，「全体処理（大局処理）」というものがあります．わたしたちの視覚システムは，まず顔全体の

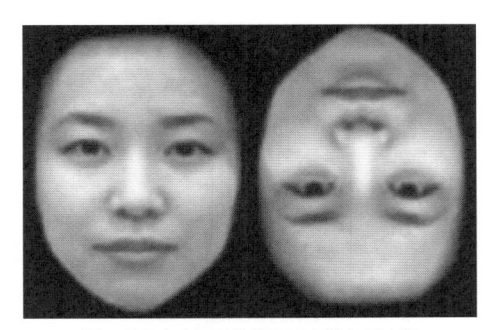

図　日本人女性平均顔の正立顔と倒立顔

おおまかな処理を行い，その人物についての情報，つまり誰であると
か，どのような気分なのか，などを得ることができます．一方，局所
的な細かい特徴の情報は，大局処理がおこなわれたあとに意識的に注
意が向けられるという「大局 → 局所」の二段階システムであると考え
られています [29]．これは，まずおおまかな情報を手早く取得すると
いう面では，理にかなっている仕組みといえます．

　ところが，この顔の全体処理性は，ときとして不都合が起きること
があります．それは局所に重要な情報がある場合です．この場合，全
体処理は逆に即座に局所へ注意を向けることを邪魔してしまうのです．

　上下さかさまにした顔で局所への注意が強まるのは，本来の顔のあ
るべき形から離れることで，顔の自動的な全体処理を強制的に一時停
止するからだと考えられています．逆立ちでもしていない限り，顔は
ふつう，正立で目に入るものですね．ふつうではあり得ない状態にな
り，自動的な全体処理が抑えられることで，局所のパーツへの注意が
うながされるわけです．ストラヴィンスキーの肖像画を上下さかさま
にすると模写がうまくなることは，ひとつには知覚のこのような性質
も関係しているのでしょう．

⑥

変わらない価値はあるか？

　わたしたちの感じる美の感覚と芸術の価値が，どれだけフラジャイルでうつろいやすく，頼りないものか．それは他人と協調し社会を円滑に動かしていくためには必要な柔軟性ともいえますが，この世界に変わらない価値や誰もが共感する美がないとすると，少しさびしい気がしますね．変わらない美と普遍的な価値は，本当に存在しないのでしょうか？　すべての価値は「頭のなか」で創られ，現実にある物は個人個人の主観的な価値の「容れもの」にすぎないのでしょうか？　いえ，そうとも言い切れないようです．この章では，この世界で（ある程度の）普遍性を保つことのできる価値についてみていきたいと思います．まずは時間を3万年ほどさかのぼりましょう．

6.1　氷河期美術（アイスエイジアート）

　2013 年，イギリスの大英博物館である展覧会が開催されました．『アイスエイジアート（氷河期芸術）』と題されたこのエキシビショ

ンは，氷河期（〜約1万年前）の地層から発掘されたわたしたちの遠い祖先が作り出した「芸術」をテーマとしたものでした．写実的なバイソンの像，コンドルの翼の骨で作った繊細なフルート，アジアの土偶ともよく似た女性像などがあり，これらは現代に生きるわたしたちの目から見ても，精巧なだけでなく創造性をも感じさせます．出土場所はドイツ・スワンビアンアルブ地方からロシア・シベリアまでと広大な範囲にわたりますが，年代はさらにひろく，どれもが3万年前から1万年前の遺物，実に2万年もの時間幅をもっているのです．

　動物の骨に巧みに刻まれ描かれた，2頭の鹿．その鹿を川むこうからうかがうメスライオン．およそ1万3千年前と推定されるこの作品に描かれた動物たちの表情は，まるで漫画のひとコマのように非常に巧みです．「川をわたっても大丈夫？」「気づかれたか？」そんな鹿たちとライオンの気持ちが伝わってくるようです．

　「ドローイングの基本的なコンセプトと技術は，この1万年以上前の太古の作品から現代まで何も変わっていません．」展覧会のキュレーターで考古学者のジル・クックはそう語ります．驚かされるのは，現代に生きるわたしたちが，1万年以上も前の遺物を通してそこに表現された感情を感じとることができること，そしてそれを可能にしている表現の普遍性です．展覧会の副題は『モダンマインドの到来』．この副題が示す通り，わたしたちの現在もっている芸術に対する態度は，この氷河期からすでに始まっていたのかもしれません．氷河期の芸術作品が，現代のわたしたちのこころにも，おそらくは当時の人類が感じたものとおなじように届くのです．当然ですが，当時の慣習が，紀元2000年代のアジアの日本に生きるわたしたちの文化とはまったくちがうものであったことは，想像にかたくありません．異なる時間，異なる場所，異なる慣習をこえて伝

えられる感情，そこには普遍性があるということができるでしょう．

　以前，スペイン北部エル・カスティーリョ（El Castillo）の洞窟を訪れる機会がありました．それまで最古とされてきたフランス，ショーベの洞窟壁画よりさらに古い，4万年前という年代推定が発表されて話題になっていました（**図6.1**）．洞窟内の最も新しい年代の壁画群は約2万年前という測定値ですから，それがたしかならエル・カスティーリョの洞窟壁画は実に2万年ものあいだ，おなじ場所で描きつづけられたということになります．気の遠くなるような時間です．暗い洞窟の壁に，自分たちの来るずっと前に描かれた絵を目にして，わたしたちの祖先は何を感じていたのでしょう．そこにきっと何かを感じとったからこそ，自分たちの「作品」をそこに並べて描いたのではないでしょうか．数万年の時間をこえて伝わる普遍性を芸術がもっていると考えたくなります．

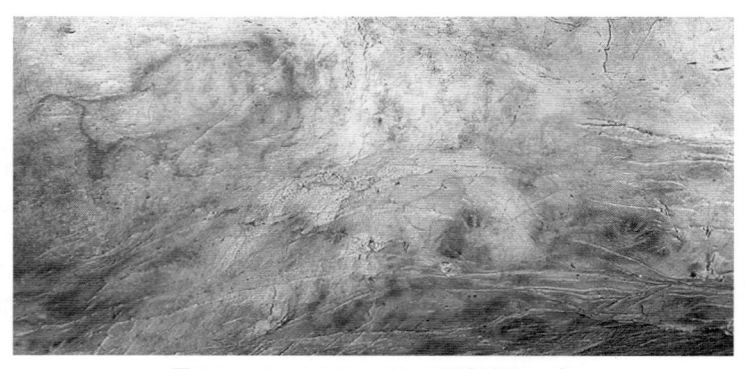

図6.1　エル・カスティーリョの洞窟壁画の一部
左上のバッファローは比較的年代の新しい壁画で，右下の手形や赤い染料は古いもので約4万年前と推定されている．（wikicommons から改変）→ 口絵9

　認知考古学（cognitive archaeology）という分野があります．この分野では認知科学や進化心理学の手法や理論を利用して，遺物や遺跡の分析から古代人の精神状態，認知のあり方を解明しようとします．とても面白く，ロマンをも感じさせる学問です．そのなかに，古代人類とわたしたちとをつなぐ普遍性を考えるうえでヒントになりそうな研究が見つかりました．縄文時代の地層から出土する土偶は，実にいろいろな顔の表情をもっています．岡山大学の研究者たちは，そこに表現されている感情が現代に生きるわたしたちにも見て取ることができるのかテストしました [30]．すると，土偶の顔に「喜び」や「悲しみ」などの基本的な感情を，実験参加者である現代人もはっきり認識することができたそうです．

　わたしたち人類は，いつも他人との交流のなかに置かれる高度に社会的な動物です．そのため社会的な情報，たとえば話している相手の気持ちや感情などを読みとることは，とても大事になってきます．発達心理学の研究からは，わたしたちには顔をほかの視覚刺激よりも優先的，選択的に認識する「能力」があることがわかっています．そしてこの能力は，生まれたときからすでに備わっていると考える研究者も多くいます（ある研究によると，なんと胎内にいるときからすでに顔への選好があるといわれています [31]）．つまり，生まれたあとに学習するのではなく，生まれつき，生得的に顔や表情を認識する能力が備わっているのではないかと考えられているのです．1万年以上も前の遺物を通して，そのはるか昔の人のこころを思い遣ることができる．それを可能にしているのは，当時の人類の芸術的技術の高さだけではなく，わたしたちの認知の仕組みが数万年を経てもなお大きくは変わっていないことなのかもしれません．

6.2　単純なものから考える

'*Basic human nature is similar at birth; Different habits make us seem remote.*' San Zi Jing （「人間は生まれながらには，みな似た性質をもっている．育つ土地の慣習のちがいによって異なってみえるようになる．」三字経）

　前項で，わたしたちの認知の仕組みに変わらないものがある可能性をお話ししました．わたしたちに真に共通した感覚があるとするなら，それは成長する過程で学習や経験によって獲得されるようなもの（後天的なもの）ではないはずです．学習や経験といった個人によってちがうものではなく，わたしたちがみな生まれながらにすでにもっている（生得的な）知覚であるはずです．そのなかにこそ普遍性をもった美的な価値を見つけられるかもしれません．

　さて，わたしたちが物を見るとき，眼と脳はカメラのようにただ物体を写しとっているわけではありません．わたしたちの視覚処理は，眼に写った物体の情報を，ひとつひとつの「視覚特徴」へ分割して，脳内にあるそれぞれ特別な処理領域に送るようになっています．たとえば，いまあなたが手に持っている本を目の前で左右に動かしたとします．白っぽいページが左右に動いている，という意識的な気づきを得るまでに，脳は何をしているでしょうか？　まず，眼のレンズを通して網膜に投影された像は，線分とエッジ，色，そして運動の情報にそれぞれ分けられます．各視覚要素は，視覚脳のなかのそれぞれ特別な部位に送られます（正確には，さらに細かく色は赤，緑，青，そして動きであれば速いものと遅いものの情報に

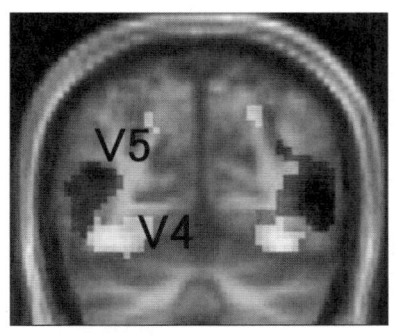

図 6.2　後頭葉にある色の情報を処理する第 4 次視覚野 V4（白）と運動の情報を処理する第 5 次視覚野 V5（黒）→ 口絵 10

分けられ，外側膝状体と視床枕を中継して大脳皮質に届けられます）．そしてたとえば，色情報は第 4 次視覚野，運動情報は第 5 次視覚野という専門部位で分析されます（**図 6.2**）．このあとの段階になって，それぞれの視覚の情報が統合されてひとつの統一されたイメージとしてわたしたちの意識にのぼるわけです．つまり，このときにやっと「白っぽいページが左右に動いている」といった「視覚的気づき」が生み出されるのです．

　ここで大事な点は，ひとつ前の各視覚要素を個別に処理する段階では，個人の経験や記憶による意味づけや重みづけはまだ起こりにくいということです．つまり，この処理段階は文化や経験などといった後天的なものの影響を受けにくい段階といえます．自分にそう見えるものは，他人にもそう見える．それはそうですね，ある人にとって線分 A より長い線分 B が，別の人には A より短く見えることは普通ないことです．それはわたしたちが，おなじ視覚処理機構，いわばおなじ「視覚処理マシン」をもっているからにほかなりません．

　さて，このように誰にとってもおなじように処理がおこなわれる

段階の情報に，もし美を感じたとしたらどうなるでしょうか？

6.3 運動の美と第5次視覚野

たとえば，物の運動を例にとりあげてみましょう．運動情報も第5次視覚野に専門の処理領域をもつ，視覚の構成要素の最小単位のひとつといえます．この脳部位に何か損傷を受けると，皮質性運動盲（akinetopsia）とよばれる症状が起きることがあります．静止している物はふつうに見ることができるのに，動き出すと途端に見えなくなってしまい，コマ送りのように飛び飛びに知覚されるという症状です．たとえば，コップに水を注ぐのもコマ送りに見えるため，あふれさせてしまいます．第5次視覚野が損傷してうまくはたらかなくなることで，運動の情報だけが欠落してしまうからだと考えられています．運動情報が視覚を構成するひとつの基本要素であることがわかりますね．この運動自体の審美をしらべた研究を紹介しましょう．

小さなドットの集合が動いている運動パターンには，はっきりとした明確な形は見ることができません．それゆえ運動の情報だけがあるような単純な刺激を作ることができます（**図6.3**）．このようなドットの運動パターンをいくつも用意して，実験参加者にその「動き方」が美しいかどうかを評価してもらいました．この実験では，いろいろな国と文化圏から参加者をリクルートしました．すると，そのような多様な文化的背景にもかかわらず，参加者のあいだで，回答のばらつきがとても少ないことがわかったのです [32]．つまり，どんな文化で育った人も，ちがう経験や知識をもっている人たちでも，美しいと感じる運動のパターンは，どうやら似ているようなのです．

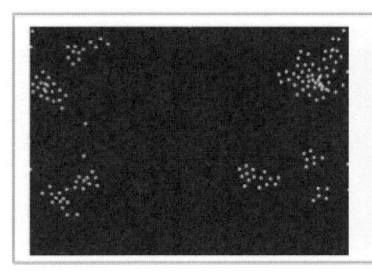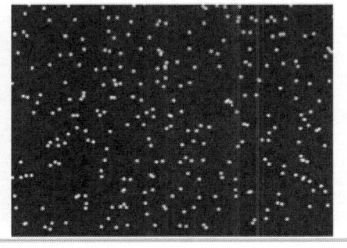

図6.3　実験で使われたドット運動刺激

このような単純な刺激でも，美的判断はおこなわれる．左は文化に関係なく好まれた．
左右とも，ドットの数も運動量もおなじである．

　この課題をおこなっているときの参加者たちの脳活動を機能的
MRI でしらべてみました．すると，美の体験に反応する内側眼窩
前頭皮質だけではなく，第５次視覚野の活動に面白い傾向が見つか
りました．すでに紹介した通り，脳内には視覚情報のそれぞれの要
素に対応して専門的にはたらく領域があり，第５次視覚野は運動情
報を専門的に処理しています．その第５次視覚野が，美しいドット
運動を見ているときに，美しくない運動を見ているときよりも活動
を強めていることがわかったのです．美しい運動は，視覚マシンの
情報処理の時点ですでにほかの運動情報とはちがう反応を引き起こ
していたのです．

　ここで注目したい点は，第５次視覚野を含む専門化された視覚皮
質の活動の仕方は，高次の脳領域に比べて個人差が小さいことで
す．前にもお話ししましたが，運動や色など視覚の基本情報の処理
については，わたしたちはみな非常に似通った脳のはたらきをもっ
ているのです．つまり，運動のように非常に単純な視覚情報に限定
すれば，そこにはある程度の普遍性をもつ美があるかもしれないの
です．

　運動の美しさの評価に大きな文化差や個人差がみられないことの原因は，1）運動パターンの美は第5次視覚野の時点で何らかの処理がおこなわれており，くわえて，2）第5次視覚野がどのヒトの脳でもおなじように機能することだと考えられます．結果としてその美的評定にもバラつきが少なくなる，という仮説を考えることができるのです．

　おそらくこれは，運動だけでなく，おなじく基本的な視覚要素のひとつである「線分やエッジ」，「色」にもあてはめることができるかもしれません（**Box 6**）．おなじ機能の視覚マシンをわたしたちが共有していることが，普遍的なアピールをもつ美というもののヒントになりそうです．

6.4　赤ちゃんは美を感じるか？

　だれにでも共通する価値を考えるとき，赤ちゃん研究は重要なヒントを与えてくれます．文化や経験による影響のまだ少ない赤ちゃんや小さな子どもは世界をどのようにとらえているのか．わたしたちに生まれながらに備わった共通性をしらべることができる点で，赤ちゃん研究は，成人を対象とした研究と動物を対象とした研究とともに，心理学や認知神経科学で非常に重要な研究分野となっています．そのため，普遍的な美と芸術的価値を考えるにあたっても，赤ちゃんの行動をしらべることは大きなヒントになるはずです．赤ちゃんは，わたしたち大人が感じるのとおなじように美というものをとらえているのでしょうか？　赤ちゃんが生後直後最も頻繁に目にするものである顔を例にして考えてみることにしましょう．

　この章の冒頭に少しお話ししましたが，生まれてからたった数時間で（ある研究では胎内にいるころから），赤ちゃんは顔や顔に似

た物とそのほかの物体を見分けているといわれます [33]．生後 1 週間目には，はやくも母親の顔とそのほかの顔の見分けがつくようになり，他人の顔の表情を真似しはじめます．他人の顔を見つめ，ときに笑顔を返してきます．社会的な情報がつまっている顔はわたしたち大人にとって重要な刺激カテゴリであるように，生まれたばかりの赤ちゃんにとってもまた特別なものといえるのです．

　さて，赤ちゃんにとって，わたしたちが「美しい」と思う顔と「美しくない」と思う顔は，どのように見えているのでしょうか？両方「顔」であって，それ以上でも以下でもないのでしょうか？それとも赤ちゃんにも「美しい顔」はわかるものでしょうか．このことがわかれば，顔の美というものが生まれながらにもっているコンセプトなのか，または育っていくなかで学習するものなのかという疑問に対して，ひとつのヒントとなるはずです．

　しかし，どうやって実験すればいいのでしょう？　赤ちゃんは言葉でわたしたちに「この顔がきれい」とは教えてくれません．でも心配ありません．赤ちゃんの行動を観察することから，赤ちゃんが何を好むのかをかなりよく知ることができるのです．

　発達心理学者のロバート・ファンツが開発した「選好注視法」という方法があります [34]．赤ちゃんは自分の気になるもの，好きなものに長く注意をむける（目を向ける）傾向があります．つまり，赤ちゃんがどの刺激をどれだけ長く見ているかをしらべることで，赤ちゃんの「好み」を間接的に知ることができるのです．簡単に言えば，たとえば顔写真ふたつをペアにして並べて赤ちゃんに見せ，どちらの顔をどれだけ長く見ていたかを計測します．そのデータから，どちらの顔がその赤ちゃんにとって魅力的かを判断するわけです（**図 6.4**）．

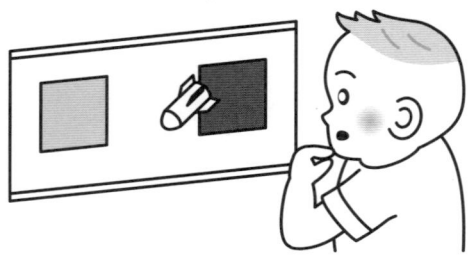

図 6.4　選好注視法

　選好注視法を使った一連の実験から，生後数日から数ヶ月の新生児でも，大人にとって美しく見える顔のほうを長く注視することがわかりました [35]．女性の顔でも男性の顔でも，ほかの赤ちゃんの顔でも，さらには赤ちゃんがこれまで見たことのないほかの人種の顔であろうと，おなじ傾向の結果が得られることがわかっています．

　また，写真以外のものでもおなじことがいえます．たとえば，胴体や服はおなじで，顔の部分だけがちがう一組の人形があると，赤ちゃんは魅力的な顔がついているほうの人形で長い時間あそぶそうです [36]．

　これらの研究からはふたつのことがわかります．ひとつは，赤ちゃんも大人が美しいと思う顔を好むということ，もうひとつは，赤ちゃんが年齢，人種や性別に関係なく魅力的な顔に反応できるということです．

　もちろん，赤ちゃんは生後直後から顔を非常にはやく学習していきます．それゆえ，わたしたちが本当の意味で「先天的」にある種の顔かたちを美しいと感じるのだと言い切ることはできません．それに，各国の美容雑誌の表紙を見比べれば，好まれる顔，流行っている顔が，それぞれ実際はちがうことも見てとれます．それでも，

映画やドラマや雑誌などから影響を受けるようになるはるか以前の発達段階である赤ちゃんには，顔の美（顔の好み）について一定のコンセンサスがあるということはできるでしょう．三字経の記す通り，成長するにつれて，言語や文化や時代のちがいによってそのコンセンサスもうすれ，消えていくのかもしれません．

6.5　プリミティブアートと「頭足人」

　赤ちゃんにとっての美についてお話ししましたが，次は，小さな子どもが描く「作品」のなかに，何か共通の価値へのヒントがないかみてみたいと思います．

　図 **6.5** のペンギンの絵を見てください．これは，7 歳のふつうの女の子が突然「現代アーティスト」として注目されることになったきっかけの絵です．話は 2011 年にさかのぼります．

　ロンドンのファッション地区，スローンスクエアの繁華街から少し裏手に入ったところに，サーチギャラリーという美術館があります．リヒテンシュタインなどのアメリカ現代美術作家から，当時はまだ無名だったダミアン・ハーストやトレーシー・エミンといった次世代の英国アーティストまで，先進的な方針のもとエキシビションを開催してきました．1985 年の開館当初から現代アートシーンに影響を与えてきたイギリスを代表する現代美術館のひとつです．

　2011 年，このギャラリーにひとつの作品が加えられました．それが，描いた当時 4 歳だったレイラ・ポーリーンのペンギンの絵です．レイラは天才少女だったのでしょうか？　いえ，彼女はデヴォンに住むふつうの幼稚園児でした．その経緯は，まったくの偶然から起きたものでした．当時サーチギャラリーは新しい収蔵作品を決めるためのコンペティションを開催していました．レイラの母親は，娘の描いた絵の写真を自分のオンラインストレージに保存しよ

82

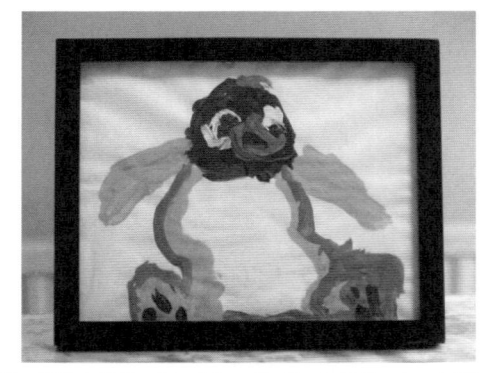

図6.5　当時4歳だったレイラ・ポーリーンの描いたペンギンの絵
（South West News Service より）

うとして，間違えて，コンペティション用のパブリックフォルダに
アップロードして「応募」してしまったのだそうです．それがその
まま選考に紛れこみ，展示作品に選ばれたというわけです．うその
ような本当の話です．この選考はブラインドテストでおこなわれま
した．つまり，選考委員は作者がどこの誰でどのような経歴の者な
のかを知らないまま，その作品の評価をしたのです．人脈や先入観
など，作品以外の情報が評価に影響しないようにするためです．4
歳の少女の絵がこの選考をくぐりぬけ，大人のアーティストたちを
おさえて採用されたことは，作品自体になにかしらの力があったと
考えたくなります．

　「子供の描く絵だけは真似できない」．パブロ・ピカソはこう言い
ました．なぜ，大人は子どものように描けないのでしょうか？　そ
れはもしかしたら，世界の見方自体が，子どもと大人ではちがって
いるのかもしれません．

　みなさんは「頭足人」というものを聞いたことがありますか．字
のごとく頭から足がはえている人間をあらわした言葉です．英語圏

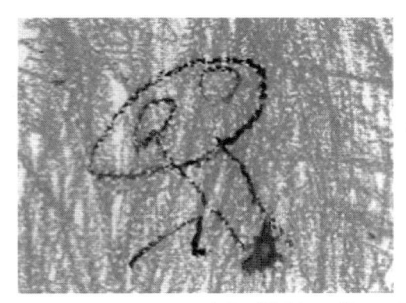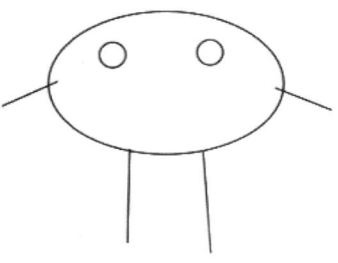

図6.6　3歳児（著者）の描いた頭足表現の例と頭足人模式図

では「タドポール（tadpole）」，つまりオタマジャクシのようなもの
とよばれています．想像するとモンスターのようですが，そうでは
ありません．これは，3歳ごろの幼児の描画にみられる人間の姿形
です．丸い円のなかに眼，または眼と鼻・口が描きこまれ，それ自
体は顔・頭としてみえますが，そこから直に二本の棒，足がつけ足
されます．発達の段階によって，顔の横からさらに二本の棒，つま
り腕が描かれるようになります（図6.6）．頭から直接足や腕がはえ
て，胴体がない人体像なのです．

　頭足人の表現形式自体とても面白いものですが，さらに興味深い
のは，言語，習慣，民族，文化に関係なく，世界中の幼児が，ある
年齢のときにこの表現形式で人間の姿を描くといわれている点で
す [37, 38]．なぜ，この頭足表現が普遍的にあらわれるのか，理由
はまだはっきりわかっていません．これまでに提案された説のひと
つに，エングの「見たままではなく，子どもにとって大事なものを
能動的に描いている」というものがあります（主知説）[39]．つま
り子どもは注意のひかれるものだけを自由に描いているのではない
か，ということです．幼い子どもにとっては，顔は大事だけど手足
はおまけ程度で，胴体にいたってはあってもなくてもよいくらいの

ものなのかもしれません. また, 頭足表現は 5, 6 歳ごろにぱったりと消えることも知られています. これには言語発達の影響が指摘されています. つまり, その年齢になると, 顔, お腹, 足など, 人体の形が言葉によって意識されはじめるからではないかということです.

　一部のアーティストたちは, 子どもの描く絵のなかに普遍的な芸術のエッセンスがかくれていると考えて,「プリミティブアート」と名づけました. パウル・クレーやカンディンスキー, ピカソなどは, 子どもが描くような絵画作品を多く遺しています. クレーは息子フェリックスの描いた絵を, ほかの子どもの絵とともに大事にコレクションし, 研究までしていたそうです.

　それでも, どんなに子どもの描き方を研究して真似をしても, 大人が本当に子どもとおなじに描くことは不可能ではないでしょうか. 言語や文化などを通して学習してしまった知識から, わたしたちは自由になることはできません. ストラヴィンスキーの肖像画の模写やムーニーフェイスがいい例でした. たとえ, 頭足表現をマスターしたとしても, それは頭足表現というひとつの表現方法を知識として獲得したにすぎません. 似たものは描けるでしょうが, あくまでも獲得した表現手法を意識して使っているにすぎません. 頭足表現という手段ではなく, エングの言うように, 子どもが世界をみるその見方自体にこそ普遍的なものがあるのだと思います. そして, それは単に頭足表現を真似るだけでは到達できません. その見方によって描かれたものは, 大人が知識にたよって描くものでも, カメラで写すように完全に写しとるものともちがう.「子どもが描く絵」と「子どもが描いたようにみえる絵」は, その成り立ちがまったくことなるのです. そこには決してこえられないギャップがあるといえます. イノセントアイは, やっぱり戻らないのです.「子

どもの描く絵はちがうな」とわかったときには，わたしたちはもう大人になってしまっているのだから．

　さきほども触れましたが，赤ちゃんと子どもの発達科学と動物の行動研究（比較認知科学）は，心理学，認知神経科学での重要な分野です．比較認知科学は，進化心理学，行動生物学，動物生態学，神経科学にまたがる分野で，ヒトとその他の生物の認知機構の比較を通じて心的機能の発達や進化について研究しています．ヒトに比べれば単純な動物を研究して，その結果をヒトの理解につなげています．

　動物，そして赤ちゃんの行動から，わたしたちの美と芸術の成り立ちを考えるアプローチは，これまでの神経美学ではおこなわれてきませんでした．動物，赤ちゃん，大人，そして芸術を生み出す側のアーティスト，この四者を対象とした研究の比較と統合に，美と芸術の新しい理論が生まれる気がします．動物研究では，カリフォルニア大学サンディエゴ校のヴィヤラヌル・ラマチャンドランの「ピークシフト理論」[40]，ニコラス・ティンバーゲンの「四つのなぜ」[41]，ハーバード大学スティーブン・ピンカーの「チーズケーキ理論」[42]など，これまでたくさん面白い考え方が発表されてきました．ここではその全部を紹介することはできませんが，美と芸術について動物の行動からせまる研究に興味のある方は，この本とおなじシリーズの共立スマートセレクション『美の起源』（渡辺茂　著）[43]と『ヒトは踊る，鳥も踊る』（山本絵里子　著，近刊）もご参照ください．

　この章で紹介してきたように，氷河期時代の表現方法や，文化や知識を吸収する前の赤ちゃんの目にうつる世界，あるいは余計な情

報をはぶいたシンプルな視覚表現のなかに，変わらない価値を見つけることができるかもしれません．そしてそれは，わたしたちが感じるいろいろな美の一部について説明することができるかもしれません．

　ところが一方で，ある意味プリミティブで純粋すぎるこれらのものが，芸術を求めるこころや善性に美を見出す精神とおなじ線上にあるのかと考えると，どうもちがうように思えます．むしろ生物的な「快さ」，単純な快の感情に近いのかもしれません．これまで紹介してきた内側眼窩前頭皮質を中心とした美しさの体験に関係する脳領域も，その多くが脳内報酬系に含まれ，快の感情に密接につながっています．

　ここで疑問が浮かんできます．美とは快なのでしょうか？　美と快とは分かつことがむつかしそうです．次の章では，この両者の関係にせまってみたいと思います．

Box 6　視覚脳とモンドリアン

　抽象芸術，とくにモンドリアンをはじめとするリダクショニスト絵画も，視覚脳の仕組みと深いつながりをもつ芸術様式といえます．網膜を通過した視覚情報は，外側膝状体と視床枕を経由し，第 1 次視覚野 (V1) へと運ばれます．V1 は視覚情報プロセスの最初のステージで，ここで線分，エッジ，コントラストなどの基本的な物理特徴が処理されます．V1 に並んでいる神経細胞は「方位選択性細胞」とよばれ，線分の方向を検出するという性質をもっています [44]．各細胞は，それぞれ好みの方位の範囲をもっていて，それ以外の方向の線分には反応しません（**図**）．特定の方位に選択的に反応するため，方位選択性細胞とよばれているのです（V1 では，とくに垂直と水平方向に選択性をもつ細胞が，その他の方位細胞より若干多いという報告もあります）．V1 以降の視覚野は，この V1 の方位選択性細胞からの情報を受けとり，

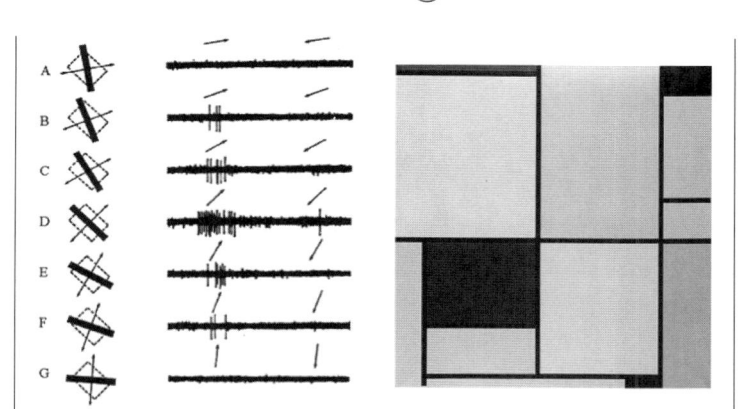

図　サルの第1次視覚皮質の方位選択性細胞の反応選択性（左, Hubel & Wiesel, 1968 より）とモンドリアンの作品（右, *Tableau I*, 1921, ハーグ市立美術館）

より広い受容野で処理を進めていきます．方位選択性細胞の性質を発見しノーベル賞を受賞したヒューベルとウィーゼルは，それゆえこの方位選択性細胞こそが，視覚情報における神経生理学的な「最小単位 (building blocks)」だと考えました．つまり，方位のついた直線がすべての視覚情報の基底にあり，すべての物体はこれをもとに（脳内の情報処理として）組み立てられ再構成されていくと主張したのです．

　これはピエト・モンドリアンが芸術的実験をとおして到達した結論，つまり視覚要素の最小構成要素は垂直と水平の直線であるという結論とおなじであるといえます．モンドリアンの結論はヒューベルとウィーゼルの科学的発見より30年も前のもので，アプローチの仕方もちがっていますが，神経生理学からみれば，モンドリアンの作品は視覚脳の仕組みに「最適化」された様式とみなすことができます．神経科学と芸術様式のこのような類似は，リダクショニストの作品の視知覚にも何か役割をはたしているはずです．

　単純な線分や幾何学模様以上の高次の視覚刺激，たとえば物体や顔などは側頭葉の物体認知に関わる脳領域がおもに処理を担っています．

これらの領域のはたらきには，興味深い点があります．それは認知による修飾を受けやすいことです．

どういうことかというと，たとえば，顔知覚に重要な脳部位である下側頭葉の紡錘状回の活動は，注意，記憶，選好の度合いなどの認知プロセスに大きく影響されるということです．顔や風景，静物などはそれ自体に（言語的，機能的，情動的に）明確な具象的意味があります．そのような刺激では，不可避的に認知プロセスの影響が出てしまい，それが脳内の情報処理にまで反映されるのです．ところが一方，V1でおこなわれる情報処理プロセスは自動的・機械的な処理がおもで，注意などの認知的バイアスによる影響を受けにくいことがわかっています．

リダクショニスト絵画は，機械的な「視覚マシン」の処理に最適化した視覚特徴をもつことで，作品以外の文脈，経験や教育，文化などの影響に左右されることなく，いつの時代もどの文化の観賞者にもおなじように知覚されることに成功しているのかもしれません．視覚芸術は視覚である限り視覚脳の情報処理を通らざるをえません．そして，ここで述べた視覚皮質の頑健性は，もしかしたら抽象芸術がもつ普遍性に一役買っているのかもしれません．

視覚脳と抽象芸術との類似例を，もうひとつ紹介しましょう．アレクサンダー・カルダーはキネティック・アートの先駆者のひとりで，『モビール』という動く作品で有名です．カルダーのモビールは，初期は原色で色付けがされ，モーターによって一定の動き方をするものでした．ところが，徐々に室内の自然な空気の流れを利用する動きに変わり，そして後期には白か黒の単色，または白黒のツートーンの色付けに変わります．この作風の変化は，実は第5次視覚野の性質をおどろくほど反映しているのです．

第5次視覚野は運動に反応する脳部位です．その活動がもっとも強まるのは，不規則な動きを見ているときだということが知られています．さらに，第5次視覚野の活動は，色を処理する脳部位である第4次視覚野の活動と競合する関係にあるのです．つまり，第5次視覚野

の活動が最適化されるのは，1）第4次視覚野を活動させない無彩色の物が，2）視野内を不規則に動いているとき，なのです．これはカルダーがモビールに加えていった変更ととても似ています．

　モンドリアンもカルダーも，もちろん脳の性質を知っていたわけではありません．しかし，神経生理学者が発見する何十年もまえに，アーティストたちは自分たちの経験からそれに気づいて，利用していたのかもしれません．

⑦

快感と美観

7.1 美は快なのか？

　お気に入りの作家の作品を観て，喜びを感じる．美しい日の入り
を見て，心地よさを感じる．美しさを感じるとき，多くの場合わた
したちは同時に心地よさ，気持ちのよい快の感情も感じているとい
えます．この本の前半で紹介したように，美しさの体験についての
脳の研究では，眼窩前頭皮質のほかにも，報酬に関係している脳部
位，すなわち腹側線条体や尾状核といった部位の活動もしばしばみ
られることがわかっています．美しさを体験することで脳の報酬系
が活動するということは，美の体験自体が「報酬としての価値」を
含んでいることを示しているといえます．そうすると，ひとつの疑
問がうかんできます．美とは快なのでしょうか？

　たしかに，美しさの体験と快感情とは，分離することが非常にむ
つかしいのは事実です．美的体験ではたらいている眼窩前頭皮質を
中心とした脳の領域も，さきに書いた通りその多くが報酬系に含ま

れます．つまり，そもそも快の感情に密接に関係している部位なの
です．

　ここで，美しい芸術を観ているときや美しい音楽を聴いている
ときにみられる脳の状態 A があるとしましょう．そして，それが
「美以外から与えられる快」，たとえばおいしいハンバーガーを食べ
ているときや，セックスで感じられる快の脳状態 B と変わらない
のだとしたら，その脳活動 A の発見は美の研究について何も付け
加えていないのではないか？　そういった疑念が生まれるかもしれ
ません．美が快であるなら，その脳状態 A は単に快によって引き
起こされているとも考えられるからです．
　しかし，美と快とを完全に分けることはむつかしいとしても，
「美イコール快」なのでしょうか？　どうもそうは思えません．た
とえば，美しさにはたいていの場合，心地よい快の感情が伴いま
す．これはおおむね正しそうです．しかし逆に，快は必ずしもそれ
を与えるものが美しくある必要はないですね．食べ物，セックス，
ドラッグ．どれも快を得ることができますが，美である必要はあり
ません．そうすると，この問題でまず明らかにすべきことは以下の
ようになるはずです．

「美を伴う必要のない快」と「美からもたらされる快」には，何か
ちがいはあるのか？　両者を区別することはできるのか？

この問いの答えを見つけるためには，まず快それ自体をよく知る必
要があるでしょう．

　そもそも，快とは何のことでしょうか？　舌の上でとけるチョコ

レート，降り出したばかりの雨の匂い，耳触りのよいヴァイオリンの音色，恋人の髪の感触．いろいろな快をあげることができるでしょう．その多様さは，美の多様さにも引けをとりません．美と快との関係を知るために，まず快を分類してみることからはじめましょう．

7.2　快感情を分類する

　心理学や認知神経科学では，「報酬」を受けとることでわたしたちは「快」の感情，つまり快感を感じると考えます．では，報酬にはどんなものがあるでしょう？

　たとえば，喉がかわいているときの水や，お腹がすいているときのチョコレートなどがわかりやすい報酬になります．この報酬のタイプを，身体に直接作用することから「生理的報酬」，または，もっとも基本的でシンプルな報酬として「一次報酬」とよびます．食べ物以外でも，睡眠や麻薬やセックスも，このタイプになります．

　次に，一次報酬である水や食べ物といったものと交換することのできるもの，つまりチョコレートを買うことができるお金やトークンも快の感情を引き起こします．お金はそのままでは食べられませんが，ほかのものと交換できる貨幣という価値を学習することで報酬となります．これを「学習獲得報酬」，または一次報酬に対しての「二次報酬」とよびます．ざっくり言えば，一次報酬も二次報酬も，結局は生理的な報酬につながることで快感を得ることになります．

　ところが，食べ物や金銭といった，言ってみればわかりやすいものだけが報酬なのかといえば，そうではありません．たとえば，他人とのつながりや社会的交流があります．困っている人を助ける行為や，自分を犠牲にして社会に貢献する行動，あるいは虐げられた

人々を救う正義感からのおこないは，まわりの人たちから賞賛を受けることになりますね．この社会的賞賛も報酬になりえます．これを「社会的報酬」とよびましょう．栄誉や名誉といったものも，おなじカテゴリに入るものです．複雑で緊密な社会を作って生活している社会的動物であるわたしたち人類にとって，他人との関係性は非常に重きをおかれます．それゆえ他人から褒められたり，他人と良好な関係を築いたりすることは重要で，報酬としてのインセンティブをもっているのかもしれません．人間が生まれながらに善なのかといった性善説についてはここでは議論しませんが，他人を助けたり協力しあったりといった社会的な要因は，わたしたちにとってポジティブな価値をもっていることは疑いのないことです．社会的報酬は，それ自体は生理的変化に関係がありませんが，外部から得られる報酬という面で，その他の報酬とおなじような「外的報酬」といえます．

　それでは，もしその他人を助けるおこないが，自分以外のほかの誰にも知られないとしたら，どうでしょうか？　あしながおじさんのようなケースです．実はこのような場合でも，自己犠牲を払ってでも他人を助けること自体に報酬を感じるという研究報告があります．外的な報酬が何も得られないのに，その行為をする．これを「内的報酬（内的動機づけ）」とよんでいます．簡単に言えば「それをすることが好きだから，自分がやりたいからする」ということです．誰かに見せるでもなしに絵を描く，誰かに聞かせるでもなく歌をうたうなど，つまり芸術創作行為も，極論すれば内的報酬に位置づけることができるでしょう（芸術をビジネスとしておこなう場合などは例外かもしれませんが）．

7.3 快感情の脳活動

報酬を受けて快感情を感じているとき，脳はどのようにはたらいているのでしょうか？　ひとまず話を簡単にするため，生理的な報酬も内的な報酬もひっくるめて報酬とよぶことにしましょう．しばらく脳の部位の名称が続きますが，ここで全部覚える必要はありません．報酬と快感の脳内機構の研究はマウスやサルといった動物を使った研究から始まり，1990 年代〜2000 年代におけるヒトの機能的 MRI 研究まで長い歴史をもっています．そのおかげで，快感情に関係する脳の活動はある程度くわしくわかってきました．

快の感情を感じているときに反応する脳の回路をみていきましょう．快の感情は脳内の複数の部位を活動させます．これらの部位をまとめて「脳内報酬系」とよんでいます．これまでにも何度か出てきた報酬系です．脳の内側，深い場所にある，進化的に古い脳部位である中脳の腹側被蓋野，黒質緻密部，大脳基底核の線条体（側坐核，被核，尾状核），扁桃体．そして比較的新しい大脳新皮質の内側眼窩前頭皮質，内側前頭連合野，腹側前部帯状回と島皮質が，快の感情に関係していることがわかっています．そのなかでもとくに，線条体の側坐核，被核，尾状核，そして眼窩前頭皮質でよく活動がみられます[45]（**図 7.1**）．側坐核のある線条体下部は腹側線条体とよばれ，とくに重要とされています．

では，これらの脳部位の活動に関係する神経伝達物質はどうなっているでしょう？　神経伝達物質とは，脳の神経細胞がとなりの細胞にシグナルを伝えるためにその細胞の端から放出されるものです．神経伝達物質にはドーパミンやセロトニン，オキシトシンなどさまざまな種類があり，またその役割もちがうと考えられていま

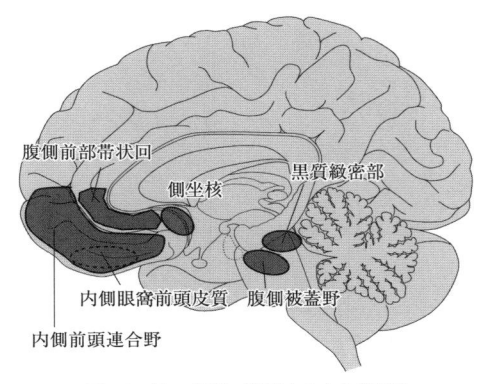

図7.1　快・報酬に関係する主な脳部位
(脳の内側面のみ)

す．快楽の神経伝達物質ともよばれるドーパミンや脳内麻薬ともよ
ばれるカンナビノイド，GABA などは耳にしたことがあるかと思
います．

　たとえば大脳新皮質の眼窩前頭皮質は，主としてドーパミンで活
動します．ドーパミンは報酬や動機づけ，また運動の実行などにか
かわる神経伝達物質です．一方大脳辺縁系にあるもうひとつの報酬
系部位，腹側線条体では，ドーパミンにくわえて GABA，もしく
はエンケファリンとよばれる神経伝達物質もそのはたらきに関与し
ています [45]．エンケファリンはオピオイド，つまりアヘンに似た
物質（脳内モルヒネと脳内カンナビノイド）で，薬物依存にも深く
関係すると考えられています．

　もちろん神経伝達物質と脳部位の賦活とは一対一で対応させられ
るわけではありません．とくに腹側線条体は，「皮質 → 線条体 →
視床 → 皮質」というように，複数の神経伝達物質が複雑に相互作
用するフィードバック回路となっています．脳はそれほど単純なシ

ステムではありません．この点は注意が必要です．

7.4 ふたつの報酬系

　さて，さきにお話しした快の分類の通り，チョコレートや水は，わたしたちの身体に直接作用する点で生理的な報酬です．一方，他人からの賞賛や内的な喜びは社会的・内的な報酬でした．このように質のちがう2種類の報酬ですが，両方とも脳内報酬系を活動させることをみてきました．生理的な快の伴わない社会的・内的報酬が，生理的報酬とおなじ脳内回路を刺激することは，それ自体とても興味深いことです．ところが一方で，それぞれ異なる性質があるかもしれないこともわかっています．そこに焦点を当てて，少しお話をすすめましょう．

　まず，生理的報酬を受けているときには，報酬系のなかでも脳の奥深くにある大脳辺縁系の腹側線条体が，とくに強くはたらいています．その一方で，社会的報酬や内的報酬，つまり直接的には生理的な快にはつながらないタイプの報酬では，前頭葉の下部の眼窩前頭皮質や尾状核がより強くはたらいているようです．100％切り分けられるわけではありませんが，多くの研究結果を統合するとこの傾向をみることができます[46]（次節「ふたつの美」も参照）．

　次に，腹側線条体と眼窩前頭皮質自体のはたらきも，似ているようで少し異なっています．

　眼窩前頭皮質の活動で主要な役割をもつというドーパミンについて，オックスフォード大学とシカゴ大学のグループがおこなった興味深い実験を紹介しましょう．彼らは薬物によって脳内のドーパミン濃度を人工的に高めたネズミと，遺伝子を改変してドーパミンを

作れなくしたネズミを用意しました．片方はドーパミン漬けで，もう片方はドーパミン不足というわけです．ネズミは砂糖水が大好きなので，与えられると口のまわりをペロペロ舐めるような「快を示す仕草」をします．さて，ふたつのネズミは砂糖水を与えられたときに，どういう行動をとったのでしょうか．

　まず，ドーパミン漬けのネズミは砂糖水を見つけると勢いよく走っていって飲みほします．甘い報酬への欲求は高いようです．ですが，唇をペロペロ舐める仕草は，むしろふつうのネズミより回数が減ってしまいました．つまり，ドーパミン漬けにしても快感が高まるわけではないようなのです．一方，ドーパミンを作れなくしたネズミはというと，砂糖水を目にしてもまったく関心を示さなくなりました．つまり，報酬への欲求をまったくみせなくなってしまったのです．でも，そのドーパミン不足のネズミですが，砂糖水を口にふくませてやるとペロペロと快感を示す仕草をしたのです[47]．

　これはとても面白いちがいです．オックスフォード大学のベリッジらはこの実験から，ドーパミンは「好き」よりも「欲しい」により強く関係していると解釈し，眼窩前頭皮質を「欲求の回路」だと考えました．欲求回路は，わたしたちを何かに動機づける「動機の回路」ともいえるでしょう．つまり眼窩前頭皮質は，単純に快感に反応するというよりも，むしろ欲求や動機に強く関与していると考えられそうです．それでは腹側線条体はどうでしょう？　おなじくベリッジらのグループによる研究から，こちらは快感の体験に重要ということがわかりました．腹側線条体の側坐核，そのなかのとくに「シェル」とよばれる部位が，快感の発生に直接かかわっていることを突き止めたのです．こちらの脳部位は「好き」に強く関係しているということで，「嗜好の回路」と名づけられました．

　一連の実験から，眼窩前頭皮質系と側坐核（シェル）系のふたつのシステムを，それぞれ「欲しい」と「好き」に対応するものととらえられそうです．こうしてベリッジらは，両者を「欲求の回路」と「嗜好の回路」として区別することにしたのです[48]．

　面白い点は，こう分けることによって，各報酬システムのはたらきの組み合わせが生まれることです．つまり，「欲しいし，好き」，「欲しくはないけど，好き」，「欲しいけど，好きではない」という状態がありえることになります．ふつうは，好きなものは欲しいので切り分けがむつかしくなるわけですが，たとえば薬物依存症などは「欲しいけど，好きではない」という，嗜好をうわまわる際限のない欲求の状態といえるかもしれません．さきに紹介したドーパミン漬けのネズミと似た状態であると考えられそうです．ベリッジらの研究は，ふたつの報酬回路を区別できることを示した，快感科学での重要な成果といえます．

　また，近年のヒトの機能的 MRI の実験結果から，側坐核と眼窩前頭皮質とは活動するタイミングがちがうということもわかっています[49]．簡単にいうと，側坐核がまず早いタイミングで反応しはじめ，その後ゆっくりと眼窩前頭皮質が活動をみせるのです．この活動時間のズレから，研究者たちは，眼窩前頭皮質が単純な快への反応というよりも，物事や出来事への意識的な価値づけをしている可能性を考えています[50]．

　以上をまとめると，腹側線条体（側坐核）と眼窩前頭皮質の快における性質のちがいは次のようになるでしょう．すなわち，1) 側坐核は早く，とくに生理的報酬に対して素直に反応をみせ，2) 眼窩前頭皮質はゆっくりと，生理的快感をともなわない報酬にも反応

表7.1　腹側線条体（とくに側坐核）と眼窩前頭皮質の特徴

	腹側線条体（側坐核）	眼窩前頭皮質
おもに反応する報酬	生理的報酬	社会的報酬
関係する性質	嗜好（好き）	欲求や動機（欲しい）
反応のタイミング	早い	遅い

します．前者の反応は明確なわかりやすい生理的報酬に対するものですが，後者の反応にはそのような報酬はかならずしも必要なく，内的・社会的報酬への意識的な意義づけや価値づけに関係している可能性があるということです（**表7.1**）．

　もちろん，快の感情は複雑な体験です．欲求，期待，興奮，充足などいろいろな精神の状態がからみあうものです．それゆえ，それらを切り分けることはむつかしいし危険ともいえます．しかし，ここでみてきたように，今までの研究成果を総合してみれば，ひと口に「快感」「報酬」といってもその種類はさまざまであること，そしてそれらの背後にみられる異なる脳内システムについて知ることができるのです．

7.5　ふたつの美

　さて，快の種類とその脳内報酬系がおおまかにわかったところではじめの質問に戻ってみましょう．もともとの質問はこうでした，「美は快なのか？」．これは一筋縄ではいかない問いであることがわかりますね．なぜなら，快には少なくともふたつの種類があるわけですから．生理的報酬による快と，社会的（または内的）報酬による快と．それでは，美はどうなのでしょうか？　快の分類に沿って，美をとらえなおすことはできないのでしょうか．ここで考えてみましょう．

　つまり美も，生理的・生物的な欲求・必要性にルーツをたどるこ

とのできる美と，そうではない美，すなわち学習や経験，社会的交流のなかで獲得された美とに分けることができるかもしれません．

　前者はたとえば（生身の）顔と身体に感じる美しさの類です．身体的な外見についての美は，その人物が健康であるか，または配偶者（パートナー）として適切であるかを判断する基準にもなるでしょう．子孫を残していく生物としての本能的な欲求にもとづく美といえます．もちろん，現代社会では配偶者選びにはそのほかの要因（経済性，宗教，社会階層など）も絡みますが，それでも身体的外見の魅力は強力な動因のひとつとして現在もわたしたちのなかにあるはずです．

　ほかに生物的な欲求にもとづく美はないのでしょうか？　住処（シェルター）もこのカテゴリのひとつかもしれません．清潔で安全な住処は生存に必要だからです．カナダの研究グループは，直線や角で構成された室内空間よりも曲線を主体とした空間に，より美しさを感じやすいことを見つけました [51]．研究グループでは，曲線で構成された空間は柔らかさや安全さといった印象が強いため，それらが住居，建物の美に通じているのだろうと考えています．

　このように，顔や身体，そして建物にまつわる美は，配偶や安全な住処といった生理的・生物的欲求にもとづいているといえます．すなわち生理的報酬に見出される美です．これを仮に「生物学的美（biological beauty）」と名づけましょう．

　とくに顔の美は，ちがう文化的背景をもつ人たちのあいだでのばらつきが少ないことがわかっています [52]．つまり，あるひとつの文化で育った人が別の文化圏で美しいとみなされる顔や体型を見たとき，その文化圏で育ったネイティブの人たちとおなじように美しいと感じられるということです．100％ ではないにしろ，文化や

教育に依存しない，普遍的な反応をもつ美であるといえます．これは，顔の美が普遍的な生物的欲求にもとづいているからと考えれば説明がつきます．

　一方で，社会的・内的報酬に見出される美にはどのようなものがあるのでしょうか？　第3章「視えない美」で紹介したような「道徳的に正しいおこない」に感じる道徳美や，数理にあらわれる数学美は，感じたところでお腹がふくれるわけでも性的刺激が得られるわけでもありません．このタイプの美は，文化的規範の学習や高度な知識の獲得が必要となることもあり，すべての人間がおなじように感じられる美ではないともいえます．芸術的な美の体験も，おそらくはこの範疇に入ると考えてよさそうです．こちらは「高次の美（high-order beauty）」と名づけておきましょう．

　以上のように，美の体験にもふたつの異なるタイプがあり，生物的欲求にもとづく普遍性の高い美（生物学的美）と，文化や学習などの後天的なものに影響される社会的・内的美（高次の美）とに分けることができそうです．

　実際に，カナダと中国の共同研究では，道徳的に美しい行為かどうかと，その人物の身体的な美しさを判断させたときに，身体美では腹側線条体と眼窩前頭皮質の両方が活動したのに対し，道徳美では眼窩前頭皮質のみが活動したということを報告しています[12]．前にお話しした快感情での眼窩前頭皮質と側坐核との反応特性のちがいが，美的判断における生物学的美と高次の美のあいだでも，同様にみることができるのです．

　芸術や道徳に見出される美は，単純な生理的欲求をこえた何かであり，その背後に仮定できる脳のシステムもまた，そのちがいを反映しているのです．それゆえ，ここで問うべきことは以下のように

なります.

　なぜわたしたちは，お腹もふくれないし性的快感もないような芸術作品や道徳や正義に，内的な報酬や社会的な報酬を感じるのか，そしてなぜそこに美を見出すのか，と問うべきなのです．その問いに対するたしかな答えは，残念ながらまだ神経美学は見つけられていません．また，もちろんここであげた生物学的美と社会的・内的美の区分は，ひとつの仮説にすぎません．場合によってはその区分が曖昧になることもあるでしょう．しかし，美と芸術のカテゴライズをこのような形で再設定することは，「美は快の別称である」という固定化した考え方を見直す良い機会となるでしょう．心的状態の脳活動を可視化することで，脳科学が人文学的問いに貢献することのできるテーマであると思います．このお話のつづきは，第11章と第12章でもう一度します．第12章では，ここで触れた考え方にもとづき美の役割について，また高次の美がわたしたちにどんな意味をもっているのかについて議論することにします．

　快と美についてお話ししてきましたが，ここで（とくに）現代アートの世界を見回してみましょう．テートモダンや MoMA で開催されるエキシビションでは，単純に美しいとはいいにくいような作品をたくさん観ることができます．マーティン・クリードやアニシュ・カプーア，ルシアン・フロイドの作品は，美しさより先にうすら恐ろしさ，または恐ろしさのなかにある美しさを感じさせます．一見の不快ささえあり，そこには美 – 醜，ポジティブ – ネガティブの単純な二値化では語れない事象があらわれます．それは痛みや哀しみ，つまりネガティブな感情を伴って立ち現れる種類の美．次の章では，不快と美について考えてみましょう．

⑧

ネガティブと美

8.1 快くない美

　前章では，快と美との関係についてお話ししました．この章では，反対に「快くない」もの，ネガティブなものと美との関係を考えてみたいと思います．

　美とネガティブさ，ちょっとアンビバレントに聞こえますね．さきにみてきた通り，美しさはポジティブなものとしてとらえることがふつうです．美しいものは心地よく思えるものですね．だからこそ，快と美とを分けることがむつかしかったわけです．ところがその逆，ネガティブさと美しさとがいったいどのように関係するのかと，不思議に思うかもしれません．でもたとえば，グランドキャニオンや，雪をかぶったモンブラン，人間などひとひねりの鳴門の渦潮．雄大で，荘厳で，強大で，神々しいものに直面するとき，わたしたちは圧倒されるような「畏怖」と同時に，美しさを感じることがあります．そこに感じる美しさは，わたしたちがルノワールの

可憐な少女に感じるやわらかな明るい美とは，何か異質の感覚が含まれています．あるいは，両親の眠る墓前に花をたむける少女の光景，あるいは，ドロシア・ラングの作品 "Migrant Mother（移民の母）" にみえる，絶望のなかに小さな希望を見出そうとする表情，そこに感じる美しさもまた，悲痛さや哀しさをうちに秘める美といえるでしょう．ここであげたものを見るとき，私たちが感じるものは，審美的にはポジティブである（美しい）一方で，情動的にはネガティブである（悲しい，怖ろしいなど），正と負の入り混じった複雑な感情といえます．この章では，美という概念が決して快いものだけに伴うのではないということを，「崇高」と「悲哀」，そして「距離」をキーワードとして考えてみたいと思います．

8.2 崇高さと美しさ

　この本を書いているとき（2018年5月），ハワイ島のキラウエア火山が約90年ぶりに大噴火を起こしました．果てなく立ち昇る噴煙と闇に浮かぶ生々しい紅いマグマなど，現地の様子が報道されていました．凄まじい光景がながれるなかで注意をひいたのは，現地に住む人たちのインタビューでした．火山とともに生きるハワイの人たちは，火山に畏怖と尊敬をいだいているといいます．彼らは噴火のその光景を 'terrifying and beautiful（怖いけど美しい）'，'wonderfully horrific（素晴らしく恐ろしい）' と語っていました．圧倒されるような恐ろしさとともに感じる緊迫した美しさ．わたしたちは，その感情を「崇高さ」とよびます．そこには，ある種の美があることは認められます．しかし，それはわたしたちが愛らしい子どもの笑顔やはかなく散る桜に感じる美しさとは，明らかに異質であることもわかると思います．

　崇高（sublime）という概念は，西洋哲学では美とならんで美的範

疇の中心的な概念のひとつです．古代ギリシアのロンギヌス（偽ロンギヌス）が最初に論じたといわれていますが，英語の sublime という表現が使われ美学のコンセプトとして発展したのは，比較的最近のことです．

18 世紀イギリスでは，富裕層や上流階級のあいだで，「グランドツアー」が盛んにおこなわれていました．グランドツアーとは，古典文化・ルネサンス文化の中心地イタリアを目的地として社交と遊学を経験する旅です．豪勢な修学旅行といえますが，貴族の子弟にとっては必須の教養となっていたのです．イングランドは，山や渓谷がほとんどない平坦な国土です．そんな土地で育った国民が，巨大なアルプス山脈の光景に圧倒されるのは，想像にかたくないことといえます．起伏に富んだ日本で生まれ育ったわたしたちにとっても，アルプスの巨大さは畏怖の思いを抱かざるを得ないものです．このグランドツアーには，貴族子弟の家庭教師兼お目付け役として雇われた知識人や学者が帯同していました．経済学者のアダム・スミスや劇作家のジョン・デニスなども同行したといわれています．生まれてはじめて目の当たりにする巨大な山脈は，彼らが知っている調和のとれた自然美とはちがう強烈な体験を与えました．ジョン・デニスはこれを「快，恐怖，絶望の渾然」，ジョセフ・アディソンは「好ましい恐怖」と表現しました．まさに正と負のないまぜになった感情として，崇高体験を表現したのです．

悲劇芸術批評に崇高の概念を取り込んだアルフレッド・シラーも，崇高が快と不快の混合感情であると考えたひとりです．エドムント・バーク，カント，ショーペンハウアーといった 18，19 世紀の哲学者から，デソワール，リオタールといった近現代の研究者まで，哲学的議論の中心的話題のひとつとして議論されてきた崇高さですが，実はその定義ははっきりとしたコンセンサスはないといわ

れます．この本では，ジョン・デニスやジョセフ・アディソンたちのとった「正負の入り混じった混合感情」という立場をとることにしましょう．

それでは，美や快と恐怖が混合された崇高さは，わたしたちがこれまでみてきたような美の体験とはどのようにちがうのでしょう？美の体験が生じさせる脳活動とはちがう活動を生じさせるのでしょうか？　そこで脳機能画像法を利用して，崇高さを感じているときの心的状態に関係する脳の反応をしらべてみました．

この実験では，火山や山脈，強大な竜巻や広大な砂漠など，崇高さを感じさせる風景写真を見て自分が感じた崇高さの強さを，尺度を使って報告してもらいました．その結果，崇高さは美の体験とは驚くほど異なる脳の反応パターンをみせることがわかったのです（**図 8.1**）[53]．崇高さに反応するおもな脳部位は，尾状核前部や被殻，海馬後部とよばれる部位，そして小脳の一部でした．尾状核前部は快の感情に反応することが知られていますが，被殻や海馬後

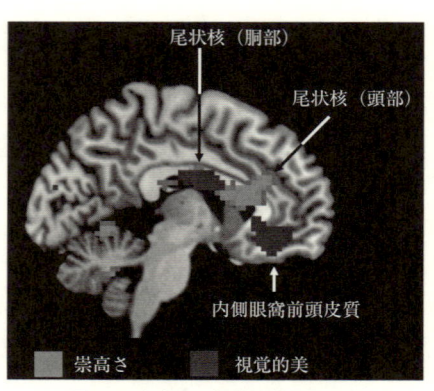

図8.1　崇高さと視覚的美の脳反応
双方，異なる領域を活動させる．→ 口絵11

部、小脳の一部は憎悪、恐怖といった負の感情の認知に反応すること
が過去の研究で報告されています。もちろんこの実験だけをもっ
て結論づけることはできませんが、崇高さに対するこのような脳の
活動は、正負の感情をあわせもつ複雑な情動体験を反映したもので
はないかと考えられています。これは崇高さについての哲学的考察
で指摘されていることと重なります。

8.3　崇高さと社会性

また、崇高さに対する感情は、わたしたちに意外な心理的影響を
与えることが明らかにされています。崇高さを感じさせる存在を目
の前にすると、わたしたちは他人との協調性と社会性を強めるよう
になるのだそうです [54]。これはカリフォルニア大学バークレー校
でおこなわれた研究です（この研究では崇高（sublime）ではなく畏
怖（awe）と表現しています）。参加者たちは、まず大学の古生物博
物館の目玉である巨大な恐竜（ティラノサウルス）の骨格標本の前
に呼びだされます。ティラノサウルスの足元に立つと、その巨大な
顎、牙と爪に多くの人が畏怖を感じるわけです。もちろん参加者た
ちは、その実験の趣旨が崇高さに関係していることは知りません。そ
の場で、参加者はいくつかのアンケートに答えます。このアンケー
トには「私は、○○である」という文章の「○○」を埋める課題、
つまり自分がどんな人物であるかを描写する課題が含まれていま
した。参加者はなんでも好きな言葉を入れることができます。「わ
たしは美人である」でも、なんでもよ
いのです。ところが、ティラノサウルスのほうに入らないようにし
せた群と、ティラノサウルスが目に入らないようにして回答させた
群とを比べてみると、興味深い傾向がわかりました。ティラノサウ
ルスが見える状態で、つまり畏怖を感じながら回答した参加者は、

「私は UC バークレーの学生である」,「私はイギリス人である」など, 自分が社会的な母体の一員であるとする, 集産主義[1]的な記述をする傾向が強まったのです. 逆に恐竜の骨格が見えないようにした群では,「私は, 明るい性格である」,「私は, 賢い」といった, 個人的な特徴についての個人主義的な記述が多かったのです. つまり, 何かを畏怖する感情は, 自分の属する社会集団を意識させる効果があるといえます.

別の実験では, 巨大なユーカリの木の下に参加者を呼びだして待たせているあいだに, 通行人（サクラ）が通りがかり, 誤って荷物を泥のなかに落とす演技をします. そして参加者が手助けするかをしらべました. カリフォルニアのユーカリは北米で最も高い樹木として知られ, これも恐竜の骨格標本とおなじく畏怖を生じさせるに十分なものです. この実験でも, 半分の参加者にはユーカリを見上げさせ畏怖の感情を喚起させた一方, もう半分の参加者にはユーカリを見ないようにさせました. すると, 畏怖を感じていた参加者は, すすんで通行人に手を貸す傾向があったのです. 畏怖の感情は, 他人への親切心を呼びおこしたと考えられます.

一連の心理学実験から, 畏怖・崇高は, ほかの感性的体験（美, 誇り, 快楽など）に比べて, 利他主義とのあいだにより強いつながりがあることがわかったのです.

なぜ, 畏怖と崇高さは, わたしたちに他者とのつながりを意識させるのでしょうか？ バークレーの研究者たちは, 圧倒的な巨大さは観る者にみずからの矮小さを想起させ, 謙虚さや反個人主義の意識を高めさせ, それにより他人への親切心が喚起されるのではない

---

[1] 集産主義：個人主義に対して, 社会または社会全体の福祉を重視する考え方.

かと考えています．感情は，進化の過程で保存された生存上必要な
機能と考えられています．わたしたち人類が高度に社会的な社会を
発展させるために畏怖・崇高の感覚はプラスにはたらき，それゆえ
進化の過程でこの感情が獲得・保存されたのかもしれません．

8.4　仮想の恐怖と距離

　もうひとつ，崇高の性質について重要な点があります．それは対
象との「距離」です．エドムンド・バークは，崇高と美を論じわけ
た『崇高と美の観念の起源』のなかで，そのひとつの定義として対
象との距離の必要性をあげています．崇高の感情を得るためには対
象（たとえば，荒れ狂う大海）と，自分とのあいだに安全な距離が
あり，自分を安全な場所に置きながら眺めている必要がある，と説
明しているのです [2]．

　竜巻や大波，火山は多くの人が非常に崇高だと判断するような
光景です．でももしも，その風景のなかに自分が実際に立っていた
ら，どうでしょう？　それはもはや畏怖ではなく，現実の恐怖と危
険そのものになってしまうわけです．崇高という美しさと畏怖の入
り混じった美的体験を得るには，「安全地帯」から眺めていなくて
はならないのです．これは美には必要のない特性です．お化け屋敷
やホラー映画のたのしみとおなじように，それは「仮想の恐怖」で
ある必要があるようです．この「距離」というワードは，どうやら
ポジティブさとネガティブさの混合が起きるためには不可欠な要素
のようです．それは，次に考えてみたい悲哀美でも同様にいえるこ
とです．

8.5　悲哀と美

　2003 年冬，大学生だったわたしはローマを訪れました．フィリ

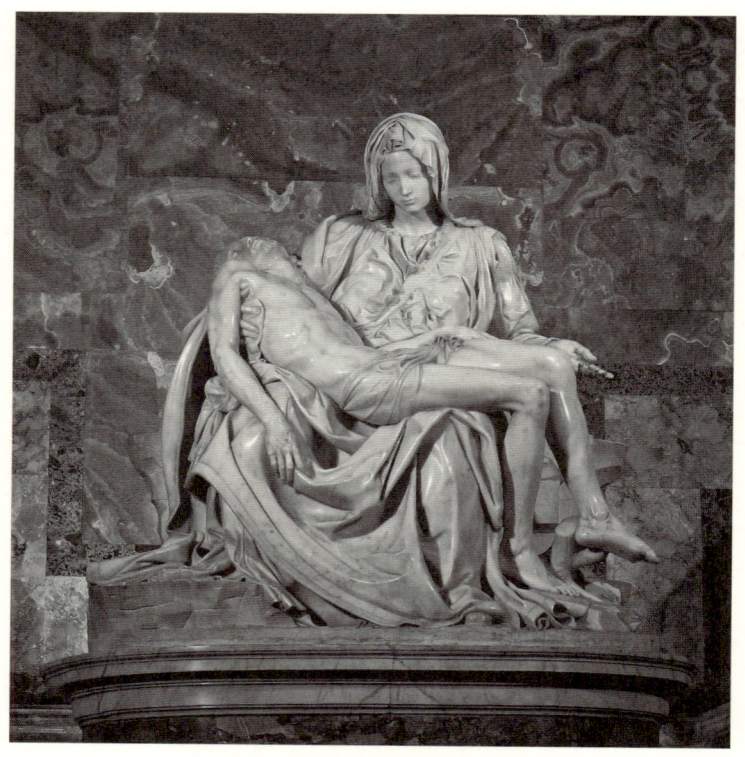

図8.2　ミケランジェロの『ピエタ』
（サン・ピエトロ大聖堂，バチカン，wikicommons から）→ 口絵 13

ッポ・リッピの小椅子の聖母の可憐さに惹かれ，サンドロ・ボッティチェッリのプリマベーラの優美さに魅了され，ミケランジェロの天井画に圧倒されました．絢爛豪華な古典美術の名作たちのなかでも，一番深く心に残ったのがバチカンのシスティナ礼拝堂にあったミケランジェロ・ボナロッティ 27 歳の作，『ピエタ』でした（**図8.2**）．磔刑イエス・キリストを降下し，息絶えた息子を聖母マリア

が膝に抱いています．「嘆き」を意味するこの言葉は，キリスト教美術で主要な題材のひとつです．信仰心も宗教的知識ももたないわたしでしたが，そんな知識がなくても，その哀しみ，そして美しさに，思いがけず涙がこぼれました．美しさと哀しさによる胸の痛み．あまりに美しく，そして同時に哀しい．哀しさのなかにある美とでもいうのでしょうか．もちろんそのときは，こんな場所で涙をこぼして観光客のむらがる人だかりのなかで，恥ずかしくて下を向いておとなしくしていただけでした．でもその頃から，楽しく幸せな美とはちがう，別の質の美があるということを漠然と感じていました．神経美学の研究をするようになって，そのときに抱いた思いを，科学を通して再び考える機会を得ました．悲哀のなかにある美．非常に美しく，同時にとても哀しいということは，審美的にはポジティブであるけれど，情動的にはネガティブである状態です．

　ですが，そもそもなぜ，わたしたちは哀しい芸術や音楽，悲劇に惹かれるのでしょう？　現実の世界では積極的に自分から悲しくなりたい人などいないのに，なぜ芸術の世界では悲劇をひとつの主要なジャンルとして楽しむことができるのでしょう？　美しさと哀しさ，ポジティブとネガティブで相反するものを，どのように受け入れているのでしょうか？

　マーラーのアダージェット，バッハのヴァイオリンコンツェルト，哀しさと美しさをそなえる楽曲は枚挙に暇がありません．この背反する感情をとくによく呼びおこせるのは音楽といえるでしょう．そこでまずは，音楽における悲哀美から考えてみましょう．悲しい曲を聴くことがわたしたちの心理におよぼす影響はこれまでによく研究されてきました．それらの結果からは，どうやら悲しい曲には悲しみの感情だけを感じさせるのではなく，同時に郷愁の感

覚, 平穏さ, 過去の回想といったポジティブな認知を喚起するということがわかってきました [55]. なぜこのような効用があるのでしょう.

キーになるのは「直接感情」と「代理感情」とのちがいだと考えられています [56]. 直接感情とは, 自分に直接関係する場面 (つまり現実の実生活) で, 自分自身が感じる感情をさします. 悲しいことが自分に起きたときに感じる悲しさです. 一方, 代理感情とは, たとえば劇の登場人物や音楽が表現している感情を, 自分が代理として仮想的に体験できる感情です. 音楽観賞という, 自分に直接の関係 (危害) がない状況では, 安心して悲しい音楽を, その仮想の悲しみを楽しむことができるというわけです. もし, 直接感情として悲しみを感じているとしたら, それはもはや「楽しめる」ような状況ではないはずですね. つまり, 代理感情が「仮想の感情」であるには, 対象から距離があり自分自身は安全であるとわかっていることが必要となります. 前の項でお話しした「崇高さ」の受容でもおなじことがいえました. これはフリードリヒ・フォン・シラーが悲劇論のなかで, すでに議論していたことでもあります.「実際の不幸」と「人工の不幸」という概念を導入することで, わたしたちがなぜ悲劇を愛するのかを考察したこととおなじ枠組みです.「パテーティッシュ (悲哀) なものは, 人工の不幸である. パテーティッシュなものである人工の不幸は, 完全に防備を固めている状態の私たちにやってくる. 人工の不幸は単に想像されたものにすぎない」(『パテーティッシュなもの (*Über das Pathetische*)』) この心理的な距離こそが, 悲劇芸術を楽しむための前提となっていると考えられます.

8.6　**悲哀美の脳科学**

　この悲哀の美は，脳の反応としてもポジティブな美とは異なった活動をするのでしょうか？　もしするなら，そこからわたしたちは何かを学ぶことができるでしょうか？　わたしたちの研究グループは，機能的 MRI を使って，悲哀美を感じているときとポジティブな美（歓喜美）を感じているとき，このふたつの脳活動を比べる実験をおこないました [57]．

　悲しさ‐楽しさをレーティングする「感情価」と，醜さ‐美しさをレーティングする「審美尺度」のふたつの尺度を使って，参加者にいろいろな写真を見たときの感情と美しさを評価してもらいました．すると，歓喜美と悲哀美には共通する点と異なる点とがあることがわかってきました．

　共通する点は，眼窩前頭皮質の活動です．この脳部位は美の体験に関係する部位でしたね．伴う感情がポジティブ（歓喜）でもネガティブ（悲哀）でも，美しさの体験は，やはり眼窩前頭皮質を反応させるようです．しかし眼窩前頭皮質の活動にくわえて，悲哀美の体験だけにあらわれる特徴的な反応パターンがありました．それは，中部帯状回と補足運動野という部位と眼窩前頭皮質との間の強い結合です．中部帯状回と補足運動野は，自分自身の身体的な痛みではなく他人の痛みやこころの痛みを認識するときに役割があるといわれています（**図 8.3**）[58]．美的体験に重要な脳部位と，他人の痛みに反応し共感する能力に寄与する脳部位とのネットワーク．これは，さきに紹介した心理学実験や哲学的考察にも沿う結果といえます．

　墓前に花をたむける子どもの美しく哀しいシーンに立ちあうとき，わたしたちの胸中では痛みや共感，感動，庇護などいくつもの

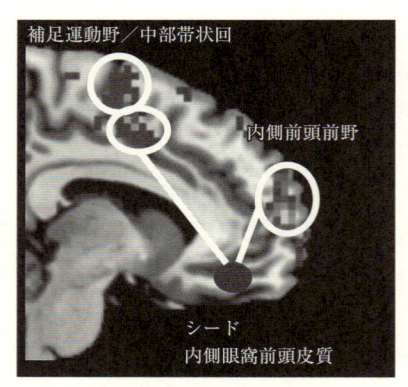

図 8.3　眼窩前頭皮質の脳内機能的結合

悲哀美では補足運動野・中部帯状回との間に結合がみられた．一方，歓喜美では内側前頭前野との間に結合がみられた．→ 口絵 12

情動と認知機能がからみあっています．脳の機能をもって，その複雑な機微を一義に言い切ることはもちろんできません．しかし，悲哀がもたらす美が歓喜のもたらすそれとは質的に異なることを，美の脳内機構と共感の脳内機構とのネットワークのちがいとしてあらわせたことは，悲劇芸術を楽しめるわたしたちのこころを解明するためのひとつの手がかりになると期待しています．

8.7　共感と距離と芸術

崇高も悲哀美も，対象からの「距離」という共通する性質があることがわかりました．わたしたちは，原理的に決して他人とひとつになることはできません．そこには必ず，埋めることのできない距離が存在します．しかし，その「隔たり」があるからこそ，わたしたちは想像をはたらかせ相手を慮り，共感や同情という感情が生まれてくるともいえます．その隔たりの間隙に生まれてくるものこそ

が，芸術が伝えようとするものなのかもしれません．悲劇の主人公のその痛み，その哀しみを仮想として引き受け，そして仮想であるからこそ，代理の感情であるからこそ，そこに美学的感性を生じさせることができる．バチカンでこぼした涙は，絶対に埋められないその隔たりを，それでもこえようとしたこころのもがきを伝えてくれているように思えます．

　不可避的に離れた存在である個と個．その隔たりをこえてふたつのこころをつなげる共感という能力．わたしたちは，この共感という力を使い，悲劇芸術に悲哀美という美的感性を見出すことができるのかもしれません．いえ，芸術作品が現実をうつす仮想であると考えるなら，悲劇に限らず芸術というもの自体，もしかしたらこの隔たりが必要なのかもしれません．

　ところが，その距離を芸術のなかから消失させ，現実に侵食してしまう可能性のあるものがあります．「醜」です．ここまで，美とそれに関係する美的範疇についてお話ししてきましたが，次の章では，美に対立する概念とされる醜さを紹介します．

醜さの力

9.1 醜はなぜ「悪」か？

　前章では，崇高さなどのネガティブな感情を含んだ美学的概念を
みてきました．ですが，美しさと対になるものは何かと聞かれて，
多くの人がまず思い浮かべるのが「醜さ」であることは間違いない
でしょう．この章では少し美から離れて，醜さについて神経美学を
通して考えてみます．

　美醜といわれるように，醜は美と対極のものとして扱われてきま
した．辞書でその定義をひいてみると，醜：「肉体的（または精神
的に）魅力が感じられない，すなわち醜い様子を言い，特に視覚的
なもの（容姿など）を指すことが多い．しばしば醜さは嫌悪や恐怖
を引き起こす」ものだそうです．英語辞書でも，「不快さや嫌悪を
感じさせる見た目」とあります．つまり，一般的，社会的には，外
見的に不快でその結果として評価が著しく低くなるような物や人の

性質とされます．実際に，経済学分野でおこなわれた研究では，外見的に醜いと一般に評価されるような人の給与は，（実際の仕事ぶりにかかわらず）15 ％ほど低いというショッキングな結果も報告されています．また求職面接でも不利になることが知られています[14]．さらには，醜い人物はその道徳性も低いと見積もられる傾向も報告されているのです．美は正しく，醜は悪いという認知的なバイアスがわたしたちにはあり，残念ながらそれが外見以外の判断へも影響していることをこの報告は示しています（第3章も参照）．

　見た目が，その人物の内面の性質まで無意識に予想させてしまう．なぜ，外見と内面性がつながってしまうのでしょう？　これにはひとつの見解があります．順を追って説明しましょう．

　美については個人や文化によってさまざまなバリエーションがあります．ところが，醜は美より文化によるばらつきが少ないことが知られています．

　たとえば，顔の美醜について西洋文化圏の人たち（ポーランド人）と，西洋文化に触れていないパプアの民族の人たち（ヤリ）とで比較した研究があります[59]．すると，ポーランド人が美しいと思う顔は，必ずしもヤリの人たちにとっては美しいとは限らないことがわかりましたが，一方で，ポーランド人が醜いと判断した顔は，ヤリの人たちにとってもやはり醜いと判断されることがわかったのです．

　これは，顔の美に比べて顔の醜を判断する拠り所が，その人物の健康や生物的なクオリティに由来しているからだと研究者たちは考えています．健康な身体は，その個体が優れた遺伝子をもつ可能性が高いことを意味します．一方，不健康で弱々しい外見はその逆で，生物として劣っており，また繁殖の相手としても魅力が低いことになります（少なくとも生物界では）．この生物としての劣勢性

から，外見が醜い人物は（不健康だろうし）仕事も上手くこなせないだろう，という短絡的なステレオタイプにつながってしまうのかもしれません．アルフレッド・シラーは「身体的な美しさは，内面の，精神の，そして倫理的な美の証拠である」と言いましたが，醜に関してはその逆が適用されるというわけです．

9.2 芸術での醜

それでは，美しさを追い求めてきたわたしたち人類にとって，その反対に位置する醜さには何の価値もないのでしょうか？ 芸術の世界をみてみると，どうもそうではないようです．たしかに，伝統的には醜は美の対立概念として考えられてきました．このため芸術として直接的に醜を表現することは，かつてはほとんどありませんでした．美を善，醜を悪とした哲学者 G.E. ムーアは，「美を秩序として考えることは，同時に醜を無秩序ととらえることである」と説いたそうです．醜を体系的に検討することは，かつては哲学でも芸術でも積極的におこなわれてはいませんでした．ところが時代をくだるにつれ，醜も美的範疇のひとつとして積極的な価値があるのではないかと議論されるようになり，芸術として醜を表現する試みもおこなわれるようになりました．20 世紀以降，マルセル・デュシャンやダダイズムをへて，芸術作品がもつ美学的価値が単純な美だけではなくなったのも，もう昔のことといえるでしょう．英国の権威ある現代芸術賞であるターナー賞での最近の受賞作品をみていってもトレイシー・エミンの『ベッド』，マーティン・クリードの『排泄物』など，決して「美しくはない」作品をいくつも見つけることができます．アイズマンブラザーズ，グレゴリー＆ジョージもしかり．現代アートに限ったことではなく，ヒエロニムス・ボシュやバロック美術など，醜いもの，おぞましいものへの希求は，

美術の歴史を通してわたしたちのなかにずっとあったといえます．醜はそれ自体非常に魅力のあるテーマであり，美と同様に芸術的創造性を刺激してきました．つまり，芸術という限られた世界のなかでは，醜はひとつの重要なテーマとしてその価値をもっているのです．でも，その価値とは一体何なのでしょう？　醜の脳活動に何かヒントがあるかもしれません．

9.3　醜の脳活動

　ひとくちに醜といっても色々ありますね．物の形のように目に見える醜さもあれば，道徳的な醜さのように概念的な醜もあります．美学においてもグロテスクや吐き気など醜にはさらに細かい分類がありますが，ここではまずは目に見える醜を扱いましょう．

　ここでちょっと注意したいことは，たとえ大多数の人が醜いと思っている作品でも，それを美しいと感じる誰かがいるとしたら，その人の脳活動パターンは美を感じているときのもの（内側眼窩前頭皮質など）になるはずです．つまり，その（一般的には醜い）作品はその人にとっては「美」という価値をもっていることになります．ですが，この章で扱うのはそういうケースではありません．

　実際に「醜い」と感じているときに脳はどのようにはたらいているのか，それは美の活動とはちがうのか？　それを通して，「醜」という主観的経験はわたしたちにどのような意味をもっているのかを考えてみたいのです．醜のユニークな力のようなものがあるのでしょうか？　醜さを感じているときの脳の活動をしらべた研究から，それが少しみえてきました．

　醜さを感じているときに，わたしたちの脳ではどのような反応が起きているのでしょう．まずは絵画作品，視覚刺激の醜をみてみま

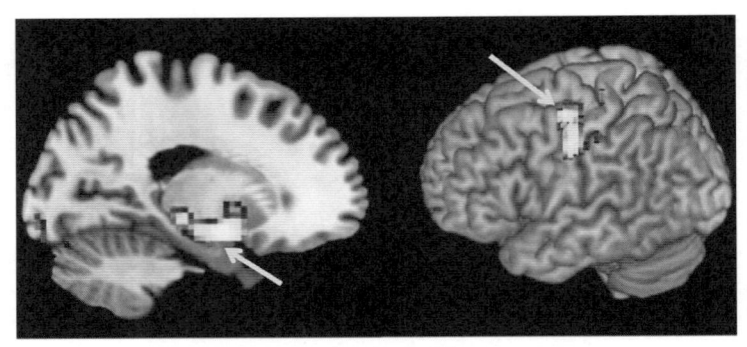

図 9.1 醜の脳活動
扁桃体（左）と運動野（右）．→ 口絵 14

す．ある絵画作品を観賞して醜いと感じたとしましょう．その際，脳は美を感じている場合とはまったくちがう反応をすることが機能的 MRI 研究からわかりました [8]．とくに強い活動を示す部位のひとつは，扁桃体とよばれる脳の奥深くにある 2 センチほどの神経細胞の塊です（**図 9.1**）．この扁桃体は，わたしたちの感情の認知にとても重要な部位です．とくに恐怖や嫌悪といったネガティブな情動に関係することが，動物とヒトを対象とした実験でよく知られています．扁桃体を壊されたサルは，ふつうならひと目見て逃げ出すはずのヘビの玩具に，逃げ出さないどころか近づいていって噛みついてしまいます．本物のヘビだったら逆に噛みつかれて，大怪我をしてしまうところです．扁桃体の損傷は，人間にも大きな影響があらわれます．扁桃体が損傷しうまく機能しない患者は，恐怖の感情を正しく感じることができません．ホラー映画を観ても笑ってしまったり（首が 180 度回ってしまうことが「面白い」のだそうです），実際に身に危険がせまっている場合でもそれがわからずに怪我をしたり命を落としてしまったりすることもあります．醜さが恐怖や嫌

悪の感情を伴うことは辞書の定義にも書いてありましたが，脳のなかでも恐怖と嫌悪に強く結びついている扁桃体が関わっているのです．

　脳の両側面の溝の内側に位置する「島」とよばれる皮質も，醜の認知に役割があるといわれています．島皮質も嫌悪や痛みに関係していると考えられています．島皮質の活動の面白い点は，眼窩前頭皮質の活動と「シーソー」のような関係になっていることです[11]．美しさを感じて眼窩前頭皮質が活動していると島皮質の活動は抑制され，逆に醜を感じて島皮質が活動すると眼窩前頭皮質は活動が低下するというシーソー関係です．これは両方の部位が同時に活動することができない，すなわち美と醜は同時に成り立つことがないとも解釈できます．前の章で，ポジティブ情動とネガティブ情動が混在する混合感情に触れましたが，島皮質と眼窩前頭皮質との関係からは美と醜は混在が不可能なのかもしれません．美と醜が，おなじ軸の両端にあって決して同時に出会わないものなのか，それぞれが独立した次元にプロットできる概念なのか，それはこれからの研究で明らかにできると面白いでしょう．

　醜さが恐怖や嫌悪とむすびついている，ということは直観的にもわかりやすいのではないでしょうか．しかし，醜さによって活動する脳部位は，扁桃体と島皮質のほかにももうひとつあります．興味深いことにそれは運動野（正確には一次運動野と運動連合野）です．運動野とは脳の上のほう，頭のてっぺんあたりに位置して，その名前があらわす通り運動の実行に大事な役割をはたしている部位です（**図 9.1**）．この部位が，腕をうごかせ，首を回せといった運動司令を脳幹や脊髄へ送りだし，実際の動作が起きているのです．なぜ，運動に関係する運動野が，身体を動かしてもいない参加者の脳

内で活動しているのでしょう？　手がかりは，醜と関係する恐怖にあるようです．

「恐怖」は，エックマンが定義した基本6情動のひとつで，危険な事態に対処ができない場合に生じる感情です．恐怖の結果として，その事態から逃げ出す行動や防御反応などが起こります．さて，恐怖を呼びおこす刺激（たとえば怯えた人の顔など）を見せたときには，身体の実際の動作がなくても運動野の活動が起きることが，脳機能画像研究からわかっています[60]．これは，恐怖刺激に対して防御反応が起き，行動の準備をすることで，それが運動野の活動としてあらわれているのだろうと考えられています．話を醜さに戻すと，醜は進化生物学的にみれば忌避すべきもの，自分から遠ざけるべきものであるということでした．芸術から受ける醜の体験でも，恐怖体験と似たようなことが起きているのではないかと考えられます．つまり，目の前の醜いものから自分を守りたい，醜いものを自分から遠ざけたいという生体の防衛反応を反映して，運動野が活動していると解釈することができます．ここに，美ともほかの美的範疇ともちがう，醜のユニークさがあると思います．

9.4 「第四の壁」をこえる醜

パプア民族とポーランド人を比較した研究の例からわかる通り，醜は文化の影響が少なく普遍的な性質が美よりもハッキリしているようです．また運動野の活動から，醜の体験では生物的な拒否反応，防御反応が起きているとも考えられ，意識的な制御がききにくいものともいえます．

カントの『判断力批判』のなかに，面白い記述があります．醜のひとつの分類としての「吐き気」を扱った文章です．現実にあったら不快なものでも絵画と文学のなかでは「美しく」美学的に表現さ

れることが可能だとしたうえで，吐き気をもよおすような醜の感
覚だけは，美的表現ができないと説明されています．なぜかという
と，吐き気にあらがうとき，それはもはや芸術的表象が現実と区別
できなくなるからです．メンデルスゾーンも，きわめて醜いものは
吐き気の感覚を生じさせ，それは原理的に生理的な反応へとつな
がると言っています．言いかえると，醜の感覚は，現実と仮想（芸
術）とのあいだにある，つまり自分と作品とのあいだにあるべき境
界線，「距離」を曖昧にし，消し去ってしまうというのです．雷鳴
轟く噴火に感じる崇高さも，悲劇に見出される悲哀美も，その美
的感覚が成立するには，わたしという観賞者がそこにいないという
「距離」が必要ということをさきにお話ししました．もし距離がな
ければ，つまり自分が実際にその場に居合わせたとしたら，その感
覚は単純にリアルな恐怖と脅威であり，本当の悲しさや痛みである
からです．醜の感覚は，もはやそれは芸術作品のなかにある仮想の
ものではなく，現実のわたしたちに仮想なのか現実なのか，という
線引きを不可能にさせるものなのです．わたしたちの身体，脳はそ
れに勝手に反応して，それが運動野の活動というかたちであらわれ
ているのではないかと考えられます [61]．身体が反応してしまうこ
とで，それはもはや芸術という仮想の世界から現実世界へとはみだ
してしまっているのではないでしょうか．その有無を言わさぬ力が
逆説的に，芸術での醜のユニークな力を示しているのではないかと
思います．

　舞台芸術論に「第四の壁」という概念があります．演劇場で客席
に座っているとしましょう．舞台の上には三つの「壁」がありま
す．舞台奥の背景がひとつ，舞台袖の左右にひとつずつ．ここにも
うひとつ壁があるといわれます．それは舞台の正面に位置する，想
像上の透明な壁です．演劇内の世界と観客のいる現実世界との境界

をあらわす概念で，18世紀にフランスの哲学者・美術批評家ドゥニ・ディドロが提案した概念といわれています．「作品」は，この四つ目の壁の内側にあるべきということです．つまりこの壁は，観賞者と作品とのあいだにあるべき例の「心理的距離」とおなじものともいえます．醜は，その壁の隙間からしみだしてきて，観賞者に直接はたらきかけてしまうのだといえそうです．現実への侵食こそが，醜という美的範疇が特別にもつ力なのかもしれません．

　ちなみにカントは吐き気を三つに分類しました．生理的吐き気，美的吐き気，そして道徳的吐き気です．道徳的な吐き気とは，道徳的に醜いおこない，つまり背徳や道徳的腐敗といえますが，それに対するわたしたちの反応も興味深い示唆を与えてくれます．生理的に吐き気をもよおすような画像（腐った果物など）と，道徳的に不快な行為の画像とを観察しているときの，人の表情を分析した結果，道徳的腐敗は，生理的な腐敗に反射的に示すものとおなじであることがわかったのです．つまり，眉をひそめ顔をしかめる「おえっ」という顔です．「反吐が出る」ような背徳に対する反応は，身体的な表出としては実際に反吐が出る反応とおなじといえるのです．実際には腐敗物は実在しないのに，身体が同様の生理的反射を示す．これも，非実在物がその境界をふみこえて，わたしたちの身体に直接はたらきかけている証拠かもしれません．

　醜に関する脳活動研究はまだまだ知見が少ないといわざるを得ませんが，美と醜という芸術に伴うふたつの主要な情動が，それぞれ異なる特徴的な脳内機構に関係していることは間違いないように思われます．醜は単なる美の対立概念なのではなく，美がもっていないユニークな力をわたしたちにおよぼしていることを示せたと思います．

⑩

創造性の源泉を脳にさがす

10.1　創造性と科学

　創造性が必要な分野はもちろん芸術だけではありませんが，それでも芸術とくれば創造性と連想する人は多いのではないでしょうか．しかし創造性のプロセスについて認知と脳のはたらきを研究することは非常にむつかしいのです．問題は，創造的行為のプロセスと科学的方法との本質的なちがいによるといえるでしょう．まずはそれを簡単に説明しておきましょう．

　創造性はざっくり言えば，「与えられた特定のコンテキストに適切な形で新しい何かを生み出す能力」といえます．一方，科学的手法は「普遍的・一般的な知識を得るため，システマティックに問題確認やデータ収集，仮説検定，再現実験をおこなう手法」です．両者を比較すると創造性を科学で扱うことのむつかしさが，少なくとも二点あげられます．ひとつは，創造性はそもそも，その本質を損

なうことなく，コントロールされた条件下でシステマティックに研究することができるのか，という点です．実験室という不自然な条件下で，クリエイターたちはいつも通りの創造性を発揮することができるのか？　もうひとつは，創造性に大事である新規性の創出は，それ自体予測することがむつかしいということです．言いかえると，任意に生じさせることがむつかしい創造的活動を，再現性が重要である科学の対象として扱えるのか，ということです．

ひとくちに創造性といっても，実際はいろいろな種類のものがあります．視覚芸術，音楽，舞踏，詩歌などなど．あるものはほかのものよりも研究対象に向いているかもしれません．また，どこでどのように，一人でおこなうのかグループでおこなうのかなど，どのような状況で創造性が生じるか検討することも大事です．

たとえば，ソネット（十四行詩）を書くときのプロセスと長編小説を書くときのそれとでは，前者のほうが実験という統制された，時間的に限られた状態に落とし込みやすいといえます．何百ページにおよぶ創作の過程を実験室内で追うことは不可能に近いでしょう．しかし，十四行の詩作ならば工夫次第では実験に落とし込めるかもしれません．

また，どれくらいの時間で創造的活動が生じるのかを考えることも大事です．この点で，たとえばおなじ音楽分野といえども，ジャズのような即興的に音楽を作り出すことと，ひとつの交響曲を書き上げることとは大きくちがうといえます．両方とも音楽的創造性ではあるけれど，時間的なスパンが大きく異なるからです．即興はリアルタイムで即座に起きますが，交響曲を書くには数年のプランニングや編曲を要したりするわけです．このように，創造性の科学的研究にはさまざまな困難さと，考えるべき要因があるのです．

　芸術の創造性を研究するときに最も大事な，理解しておくべき点を，ここで明確にしておきましょう．単純なことです．それは，神経科学でおこなう創造性の研究はコンサートでもリサイタルでも展覧会でもない，という点を認めることです．実験の目的は，あくまで要因のコントロールと現象の測定を適切におこなうことです．コンサートで体験するようなエンターテインメントを実験参加者に与えることではないのです．実験はあくまで実験で，コンサート会場を再現することではない，と割り切ることが肝心です．もちろん，できる限りの自然なセッティングを再現することは大事なことです．でもそれは，アーティストに実験室で傑作を作ってもらうためではなく，なるべく自然に創造的プロセスの状態に入ってもらうためなのです．なぜなら，わたしたち科学者が知りたいことはそのプロセスにあるのですから．

　さて，上にあげた諸々の点を満たすことができる題材は何でしょう？　いま現在，それはたぶん即興演奏，なかでもとくにジャズ演奏だと考えられます．ジャズの即興演奏とは，自発的に音楽を生み出し，それを即座に演奏として具現化するものです．それは高い自由度のある活動が比較的短いタイムフレームで起きることが特徴といえます．ジャズミュージシャンは，即座に「フロー状態」に入ることができるように訓練しているといいます．フロー状態とは，心理学者ミハイ・チクセントミハイが提唱したもので，ある活動に没入した忘我の精神状態のことです．ミュージシャンが何を生み出すのかは正確に予測することは不可能ですが，「創造的でいる状態」は再現可能であると研究者たちは考えたわけです．というわけで，創造性の神経科学はジャズミュージシャンの研究から，はじめの一歩を踏み出すことになりました．

10.2　創造性を生み出す脳機能
―ジャズミュージシャンの脳

　さて，芸術的創造性の脳機能にせまってみましょう．芸術の創造性は，機能的 MRI などの脳機能計測を使って実験することがとてもむつかしいです．せまい MRI のなかでは頭を動かすことができません．ですから，創作ダンスを踊ることも，絵筆を持ってキャンバスに描くこともできません．その点でも，ジャズの即興演奏は比較的良い題材なのです．動作の統制がとれ，動きによるノイズも比較的少なく抑えられ，なにより即興演奏と譜面に沿った演奏とで比較ができます．そこで研究者たちは，金属を使わない小さな鍵盤を作り，MRI スキャナーに持ち込みました．それから，ジャズピアニストを実験室に招待して，片手のみで即興演奏をしてもらいました [62]．

　この実験に臨んだのは，マイク・ポープ．有名なベーシストでありジャズピアニストです．表示される譜面通りに演奏しているときのポープの脳の活動と，おなじ曲を即興でアレンジして弾いているときの脳の活動を比較してみました．

　その結果わかったことは，まず譜面通りの演奏では，側頭部にある聴覚情報を処理するための聴覚皮質と，頭頂部にある運動の司令をする運動皮質，また運動のプランニングに重要な小脳がはたらいていました．これは当然予想されうる結果といえますね．

　さて，この実験の目的である，その場でアレンジする即興演奏をしているときの脳活動はどうだったのでしょう．聴覚皮質と運動皮質の活動は，譜面演奏の場合とおなじくみられました．しかし，それにくわえて内側前頭前皮質とよばれる，前頭葉のさらに前の内側にある部位がとくに強く活動していることがわかりました（図

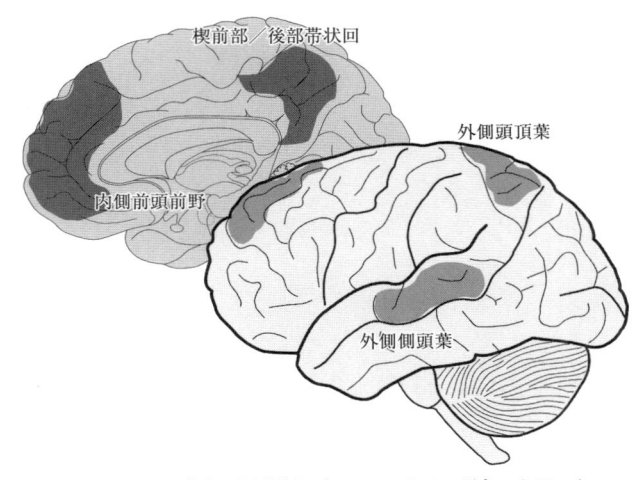

楔前部／後部帯状回

外側頭頂葉

内側前頭前野

外側側頭葉

図 10.1　即興演奏の脳活動とディフォルトモードネットワーク
（模式図）

10.1）．この脳領域は多くの機能を担っていることが知られていま
すが，そのうちのひとつとして「内省」に重要な役割があると考え
られています．自分自身や自分の気持ちについて思いを巡らし，外
部の世界への注意が希薄になるときに，この部位が活発に活動する
のです．この活動は，外部からの刺激からは切り離された，内向き
の自発的な認知プロセスを反映しているかもしれません．

　即興演奏では，内側前頭前皮質以外の脳部位の活動もみられまし
た．それは頭頂葉の外側部，側頭葉の外側部，そして楔前部・後部
帯状回などです．面白いことに，内側前頭前皮質を含むこれらの領
域は「ディフォルトモードネットワーク（default mode network）」
とよばれる複数の脳部位から構成される脳内ネットワークと重なっ
ています．ディフォルトモードネットワークは，リラックスしてい
るときや，白昼夢（マインドワンダリング）をみているとき，物思

いに耽っているときなど，なにかはっきりした課題や行為をおこなっていないとき（定常状態）に，むしろ活発に活動しているためこうよばれています．そして，ひとたび外部のものごとに能動的に意識を向けると活動が抑制されるという興味深い性質があります．定常状態（ディフォルトモード）というより，アイドリング状態といったほうがわかりやすいかもしれませんね．

　この内側前頭前皮質を中心としたディフォルトモードネットワークの活動が，ジャズの即興演奏にとって重要な役割をはたしていると，研究者たちは考えています．このモードでは，自分への内向きの思考が強くなっている反面，逆に外部のものごとへの注意がうすくなっています．そのような状態が，即興演奏しているときの演奏者に生じている可能性があるのです．人前で演奏をしているという行為自体は，外向きの活動です．なお，譜面に沿って演奏しているときにはディフォルトモードネットワークは活動していませんでした．ですから即興演奏では，外部のものごとを気にすることなく，自分のなかにある音楽的記憶をたよりに，湧き上がる衝動を自由に表出させているのではないかと考えられるのです．これが即興演奏，フロー状態で起きていることといえます．しかし，どうやら話はそう簡単ではないようです．

10.3　芸術は「抑制」？

　前節では創造性と脳の活性化についてお話ししてきましたが，ここでひとつちがう側面から考えてみましょう．なぜなら活動している脳部位ではなく，逆に活動が抑制されている脳部位が，この実験で見つかったからです．その部位は，前頭前皮質の上部の外側の部位，背外側前頭前皮質とよばれる領域です．この領域の活動は，即興演奏をしているときに抑制されていました（**図 10.2**）．

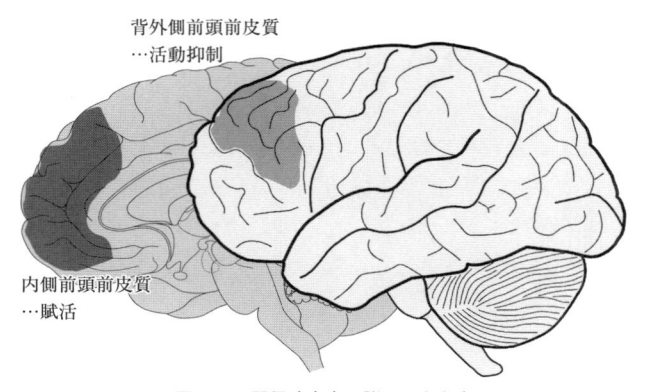

背外側前頭前皮質
…活動抑制

内側前頭前皮質
…賦活

図 10.2　即興演奏中の脳のはたらき
内側前頭前皮質は賦活する一方，背外側前頭前野は活動が抑制される．

　背外側前頭前皮質は，周囲へ注意を配るコントロールや合理的・批判的な思考・判断，エラーの検出など，高次の認知機能を担う領域として知られています．この部位の活動が抑制されていることから「外部への注意」や「批判的な判断」についての機能が弱まっている可能性が推測できます．自分の演奏が観衆にどう受け取られているか考えたり，演奏や解釈の間違いを心配したりというような，「理性的」なこころのはたらきが抑制されているのではないかと考えられるでしょう．

　即興演奏をしているときの脳内では，内面から沸き起こる衝動性だけに意識を向けること（ディフォルトモードネットワークの活動）と，外部への余計な注意や批判的な判断についての機能を弱めること（背外側前頭前皮質の抑制）で，湧き上がる音楽的衝動を自ら検閲することなく自由に表出できるのではないかと考えられます．

　ジャズの研究をおこなったジョンズホプキンス医科大学のグループは，創造性の神経科学としてもうひとつ面白い対象を見つけました．言葉の即興，ラップです．なかでもフリースタイル（freestyle rap）は決まった題目や構造をもっておらず，ジャズなどの即興演奏とよく似ています．これを利用して，ジャズピアノの実験とおなじ構成の実験がおこなわれました．つまり，ラッパーが前もって聴いていたリリクスを暗唱しているときと，自分で詞を即興で生み出してラップしているときとを比べたのです [63]．

　すると，どちらの実験条件でも言語野のひとつであるブローカ野（下前頭回にある部位で，ふつう左半球のこめかみ上あたりにあります）や運動野など，一般的な発話に関係する部位はもちろん活動していました．それにくわえて，ジャズミュージシャンとまったくおなじように，即興ラップでは前頭前野の内側部の活動と背外側部の活動抑制がみられたのです．言葉を即興で紡ぎ出すフリースタイルと，音楽を即興で生み出すジャズ．双方はこれまでも類似性が指摘されてきましたが，脳のはたらき方にもその類似性を見つけることができるのです．なお，日本にも連歌というものがありました．作者たちが共同で，即興的に短歌の上の句と下の句を付けあう座の文芸ですが，もしかしたらその時の脳活動はジャズやラップの即興演奏と似たものだったのかもしれません．

　思考を自己の内面に向かわせること，そして外部への余計な注意を弱めること．このふたつが創造性を発揮するときには必要であることをお話ししました．創造性を爆発させるには，わたしたちの行為とその結果を陰から見張っている高次の脳の活動を抑制し，認識の籠（たが）を外す必要があるのかもしれませんね．

　ここで紹介したジャズとラップの実験については，インターネットに実験風景の動画があります．ミュージシャンとラッパーが機能

的 MRI のなかでパフォーマンスしている，面白い映像を見ること
ができます [64].

　創造性の脳科学的研究は技術的に多くの困難があり，まだまだ途
上の研究分野です．ここでは音楽や言葉の創造性について紹介しま
したが，ほかにも視覚芸術，ドローイングや心理尺度を利用した研
究も最近では次第に増えてきています．

　また，脳の損傷や機能障害（アルツハイマー病や前頭側頭型認知
症，パーキンソン病など）と芸術的創造性との関係も興味深い研究
分野で，これから知見が増えていくと予想しています [65]．著名な
作家でもこれらの疾患に罹っていたと考えられる例があります．ウ
ィレム・デ・クーニング，サルバドール・ダリ，ジェームズ・ブル
ックなどです [66]．ですが，いまだ一貫した理論は確立されていま
せん．それは「創造性」自体があまりに広大であることとも関係し
ているといえます．これからの発展を楽しみにしていてください．

10.4　創造性を受けとることができる人

　この章では，芸術的創造性とその脳機能について紹介してきまし
た．創造性を科学することがどれだけむつかしいか，科学者がどう
やってその困難さを克服しようとしているか，その成果をかいつま
んでお話ししました．しかし創造性に難儀しているのは科学者だけ
ではもちろんありません．作品を創りだす当の作家たちは，誰もみ
たことのない作品を生み出すためにさらに苦しんでいるでしょう．
オスカー・ワイルドの言葉からも創造的な作品を生み出すむつかし
さ，詩作の苦しさがわかります．

　'I was working on the proof of one of my poems all the

morning, and took out a comma. In the afternoon I put it back again.（半日かけて校正して，コンマをたったひとつ取りのぞいた．もう半日かけてやっぱりそのコンマをもとに戻した．）'

ここまで苦しんで生み出した作品ですが，でも待ってください．わたしたちは本当にその作品の意図を，作家が望んだように受けとれているのでしょうか？

　たとえば，前章でのレイラの例を思い出してください．文学の分野ではどんなにうまくても小学生の書いた作文が芥川賞をとることは多分ないでしょう．でも，レイラのペンギンが想定外の評価を得たことなどをみると，絵画ではそういうことが起こりえます．レイラに明確な「創造的意図」，「芸術的知性」があったと考えるのは，なかなかむつかしいのではないでしょうか．たしかに彼女の作品には芸術として（他者が）評価できる何かがあったのかもしれません．また，描いていたときに彼女のなかにはピュアな創作への楽しみがあったかもしれません．しかし，そこに作家が固持する芸術的知性や意図が込められていたかと問われると，頭を振らざるを得ません．

　これは芸術的意図のないところに，観る側が勝手に意図を創り出している例といえますが，その逆，作家の込めた芸術性を観る側がちゃんと受けとれているのかも考えたくなります．この問いは，とくに現代アートの解釈や評価で問題となる点といえます．わたしたちは，本当に画家の意図を受けとれているのでしょうか？

　絵具が偶然飛び散った結果にも思えてしまうジャクソン・ポロックの "Summertime: Number 9A"．色のついたさまざまな四角

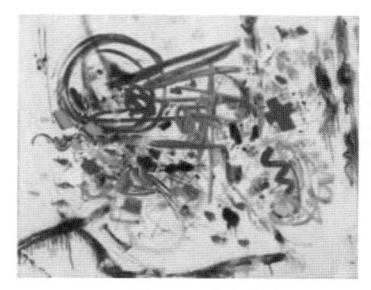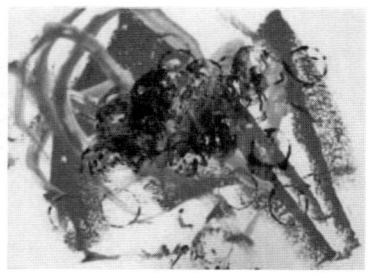

図 10.3　芸術的意図に関する実験で使われた絵画刺激の例

左は画家ハンス・ホフマン，右は 4 歳の子どもの手によるもの．（Hawley-Dolan & Winner, 2011, Psychological Science より）→ 口絵 15

形，マーク・ロスコーの "Orange, Red, Yellow". はじめてクレヨンをもった子どものなぐり書きにも思えるサイ・トゥオンボリの "untitled". これらの作品の前に立っていれば，「うちの子どもでも描けそうだ」とつぶやく人を見つけられます．このつぶやきに，「本当にそう？」と問うた研究者たちがいます．ボストン・カレッジのハーレイ＝ドランとウィナーです．彼女たちは巧みな行動実験によって，観賞者が作家の芸術的意図を感じとることができるのかを研究しました [67].

　この実験では，対になった絵画が使われました．片方はポロック，ロスコー，サイ・トゥオンボリなど実際の抽象画家の作品，もう片方は芸術家ではない「クリエイター」の作品，すなわち小さい子ども，そしてなんとゾウ，チンパンジー，ゴリラ，サルを含む動物たちの「描いた」作品です．対になった絵画は，それぞれ似た色合い，線画の質，ブラッシュストローク，そして媒材のものが選ばれているので，見た目は非常に似ています（**図 10.3**）．実験参加者は，この対のどちらが「より好みか」，そしてどちらが「より優れているか」を答えるのです．その結果，70 % 前後の人が，実際の

画家が描いたほうの作品を好み，また優れていると回答しました．一見すると似ていて，ある意味どちらも「落書き」に見える絵でも，画家の作品を好むということがわかりました．

この実験でのトリックはラベリングにあります．ウィナーたちは「有名画家」，「子ども」，「サル」，「ゾウ」の作家ラベリングを，ある対では正しくラベルづけし，しかしある対ではわざとラベルを正しくないものに入れ替えておきました．つまり，本当はロスコーの作品なのに「サルの描いた作品である」と参加者に思わせたりしたのです．しかし，このラベリング操作をしても，どのラベリングがついていようとも，参加者は芸術家が本当に描いた作品を好むという結果が得られたのです．

もうひとつ，この研究からわかった大事なことがあります．それは，「どちらがより優れているか」についての質問に対して「どのような基準で自分の答えを決めたのか」の聞き取りを，参加者におこなったときにわかりました．彼らは「作家が何を達成しようとしていただろうか」，「制作中にどんなことを考えていただろうか」といった，作家の意図を考えて答えを決めていたのです．つまり，プロの芸術家の手による作品は，子どもや動物の描いたランダムな模様よりも，すぐれた芸術的な「意図」を，観る者に与えている可能性が明らかになったのです．

専門的な芸術教育を受けていない人たちでも，抽象絵画を見ているとき，自分たちが意識的に気づいている以上のものを「みる」ことができている．子どもでも描けるだろうと言ってはいても，実際ふたつの絵画を見比べてみると，たとえ子どもや動物の描いたものとして間違えてラベルづけされていようが，画家の作品に惹きつけられるのです．わたしたちは，作品の背後にある，目に見えない作

家の意思を感じとれるといえるでしょう.

認知の枠組みと美

　ここまで紹介してきたような認知神経科学の研究は，美の研究に何か付け加えることができるのでしょうか．まずは，一見何の関係もないように思える話題から入りましょう．画家，フランシス・ベーコンです．ベーコンの作品には，実はわたしたちの認知についての重要な示唆が隠されているからです．

11.1　フランシス・ベーコンと顔，身体，物

　ひと目見ただけで彼の絵だとわかる．そういう強烈な印象を与える作品で，フランシス・ベーコンは 20 世紀の重要な芸術家のひとりに数えられます．歪んだ顔，ねじれた身体，屍肉を連想させる色使い．「恐ろしく不快な絵を描く男」とは，マーガレット・サッチャー元英国首相がベーコンを指して言った言葉です．一国の首相にここまで言わせる彼の作品には，それだけ観る者に強烈な印象を与える何かがあることを物語っています．2013 年にベーコンの三幅対 ''Three Studies of Lucian Freud'' が当時のオークション史上最

高値（約 9000 万ポンド）で落札されたことは，芸術で表現される醜へのわたしたちの執着を如実にあらわしているともいえます．画家としての卓越した技量だけでなく，そこに描かれる醜さや死や老いが，人間の真実を映し出しているからかもしれません．強烈な印象を与えるベーコン作品．衝動的で感情的ともいえるその画風は，一見すると認知の仕組みなどとはかけ離れているようにも思えます．一体何が神経美学に関係しているのでしょう．

　図のベーコン作品の例をみてみましょう．いびつに歪められた顔と身体の男が椅子に座っています（**図 11.1**）[1]．ベーコン作品の大きな特徴のひとつは，この暴力的に歪められたモデルの顔と身体といえるでしょう．

　面白いことにベーコンの作品にはヒトの姿形の歪み（ディフォーメーション）以外にも，ある共通する特徴があるのです．みなさ

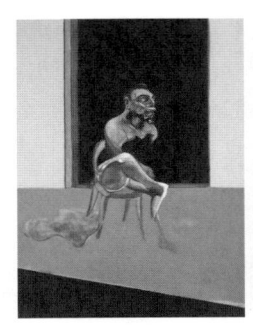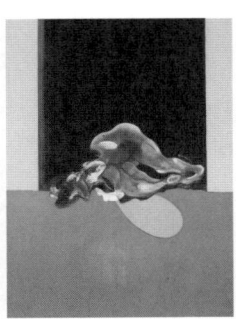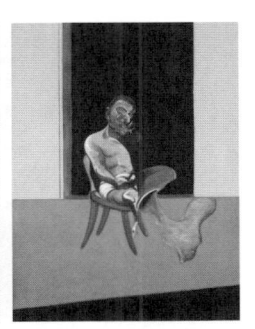

図 11.1　フランシス・ベーコン "Francis Bacon, Triptych August 1972"

---

[1] フランシス・ベーコンの著作権を扱う財団 DACS のウェブサイトではベーコンのほかの作品を数多く観ることができます．

んは，例の絵画を観て気がつきましたか？　それは，人工物や物体，つまり図の例でいうと椅子にはディフォーメーションがみられず，あるままの自然な，正常の形態で描かれているという傾向です[68]．つまり，ベーコンはモデルの顔と身体を激しく変形させた一方で，人工物にはそのような手を加えなかったのです．この傾向は，すべての作品ではありませんが，多くの彼の作品に共通して認めることができます．椅子だけでなく，テーブルやベッド，電灯などはほとんど自然に描かれているのです．

　なお，観賞者に強烈な視覚印象を与えるこの歪み（ディフォーメーション）を，ベーコン自身は「ヴィジュアルショック」とよんでいました．ではヴィジュアルショックとは何でしょう？　ベーコン自身は 'A visual shock is a form of expression. What expression I don't know, it's a visual shock.「ヴィジュアルショックとは表現のひとつの形式なんだ．どんな形式か，それはわからない．とにかく視覚的なショックだ」' 'I want to give a visual shock to viewers before the information spreads into the cortex「観ている人の大脳に情報がひろがる前にヴィジュアルショックを与えたいんだ」' と，あるインタビューで答えています．

11.2　顔・身体と物体の認知

　顔と身体は視覚認知では特別な刺激カテゴリとして知られています．脳機能画像法研究からは，側頭葉の下部および後頭葉に位置する紡錘状回顔領域（fusiform face area）などが顔の情報の処理を専門的に担っていること，また有線外身体領域（extrastriate body area）という，おなじく視覚皮質の部位が身体像の情報処理を担当していることがわかっています[69]．事故などにより顔領域に損傷を受け正常に機能しなくなると，見ている顔が誰の顔なのかわか

らなくなる「相貌失認」とよばれる症状が起こります．このことから，この脳部位が顔や身体の知覚認知に重要だということがわかります．くわえて，発達心理学研究では，ヒトには顔を優先的・選択的に認識する「能力」があり，この能力は生まれたときから（または少なくとも生後非常に早い時期に）観察されることがわかっています．これらの結果から強く示唆されることは，わたしたちが生まれながらに，または生後きわめて早い段階で，顔という社会的に重要な刺激を効率よく認知するための「生得的コンセプト」をもっているという可能性です．（「コンセプト」は「テンプレート」ともいいます.）

　一方，人工物はどうでしょう．脳内には，複雑な物体に反応する部位（外側後頭複合部）はあります．しかし，この部位は特定の物体，たとえば「椅子」や「テーブル」に反応するというわけではありません．複雑な視覚物ならなんでも活動するのです．言いかえると，ひとつひとつの人工物は情報処理のための特別な脳部位をもたないということができます．すなわち，顔と身体に対する「生得的コンセプト」のようなものはないのではないかと考えられます．

　しかし，その代わり人工物の認知には，顔と身体の認知にはないある性質があります．それは，人工物のコンセプトは学習することで「知識」として後天的に獲得できるという点です．わたしたちは新しいものごとに出遭ったら，それを新しい概念として学習し，適応することができます．また，一度学習したコンセプトに変化が生じた場合は，それを再学習し，アップデートすることもできます．たとえば，背もたれのない椅子も，脚が3本の椅子も，歪んだ天板の椅子でも，椅子というコンセプトとして認識することができますね？　こうすることによって，無限に生み出される新しい人工物を

取り扱うことができるようになっているのです．つまり，人工物の
コンセプトは，学習や経験など後天的に獲得されるものであり，そ
して状況にあわせて変化することのできる柔軟性をもつものでもあ
ると考えられるのです．あとで説明しますが，この柔軟性は顔や身
体の認知にはみられないものです．

　以上の点から，わたしたちの視覚認知は 2 種類に大別することが
できます．すなわち，①「生得的・生物的カテゴリ」のコンセプト
としての顔と身体，②「後天的・人工的カテゴリ」のコンセプトと
しての人工物・一般事物です．（生得的・後天的を 100 % 言い分け
ることは，ヒトを対象とした心理学や認知神経科学では非常にむつ
かしいことです．ですので，ここでいう先天的とは「発達のきわめ
て早い段階でも」くらいの意味であるととらえてください．）

　さて，ここでベーコンの絵画に戻ってみましょう．この定義から
ベーコン絵画を見直してみると，彼が絵画制作でおこなったこと
は，以下のように解釈することができます．

　「顔と身体のもつ生得的コンセプトを暴力的に変形させ，その一
方で人工物のもつ後天的コンセプトには手をつけず自然なままの形
態で描き出している．」

　そうだとすると，いったいなぜでしょう？　なぜ，ベーコンは顔
や人工物をこのようなルールで表現したのでしょうか？　そこには
きっと理由があるはずです．

11.3　上書きできないものとフレキシブルなもの

　なぜフランシス・ベーコンは，顔と身体だけを異常な形に歪めて

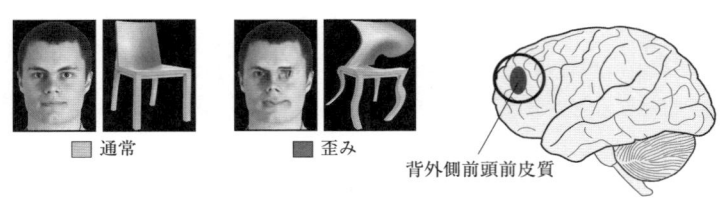

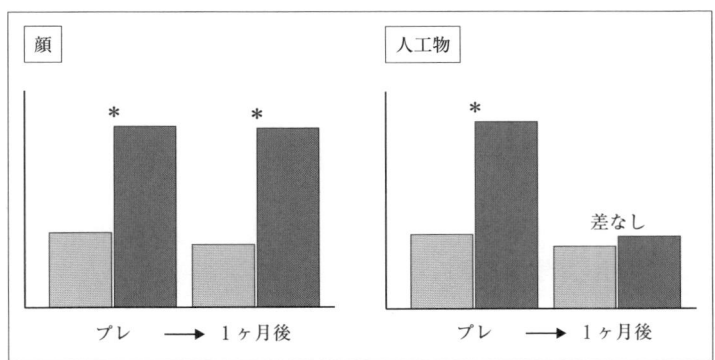

図 11.2　実験で使われた通常刺激・歪み刺激の例（左上）．背外側前頭前皮質の位置
　　　　（右上）．各実験刺激を観察しているときの背外側前頭前皮質の活動量の変化
　　　　（下）．

（Chen & Zeki, 2011 から改変）

描いたのでしょうか？　その本当の答えは，もちろんわたしたちに
は知ることはできません．ベーコンは 92 年にこの世を去っていま
す．ですが，認知神経科学の視点から考えるなら，ここにひとつの
仮説を提案することができます．それは，顔と身体へのディフォー
メーションは，人工物へのそれが与えるより強力に脳反応に影響を
およぼすことができる，という実験的な事実にもとづくものです．

　ロンドン大学でおこなわれたこの脳機能研究では，**図 11.2** に例
を示したような顔と人工物（実験では椅子と航空機の写真が使われ
ました）のディフォーメーション画像を観察しているときの脳活動
と，歪められていない自然な形態のそれぞれの刺激カテゴリの画像

を観察しているときの脳活動とが比較されました [70]. 前者はまさにベーコンの絵画に出てくるような画像です.

　結果をみると, まずは前頭葉のさらに前のほうの外側に位置する「背外側前頭前皮質」とよばれる部位が, ディフォーメーション画像条件でのみ活動することがわかりました. この反応は, 刺激が顔であろうと人工物であろうと, ディフォーメーション画像であれば起きていました. 背外側前頭前皮質は, 何か普通とちがう異常な事態, 予想されたものとちがうことが起きたときに強く活動し, ほかの脳部位へ注意をうながす信号を送る機能を担っています. たとえば, 「青いバナナ」や「黄色の血」を見ているときなどです. 両方とも, 普段はありえないものですね. その背外側前頭前皮質が, 歪んだ顔や歪んだ椅子といった, 普通にはない画像を観察しているときに活動するということは, 理にかなった結果ともいえます.

　しかし, もっと興味深いことはこの研究のつづきにあります. 最初の脳活動記録のあと, 実験参加者にはある宿題が課されました. 1ヶ月間毎日, 実験で使われた刺激画像（歪んだ顔, 歪んだ人工物, 正常な形態の顔, 正常な形態の人工物）を観察しなくてはならないというものです. そして1ヶ月後, 再びおなじ刺激を観察しているときの脳活動の記録がおこなわれました. そのときの結果が非常に面白いのです. 背外側前頭前皮質は, 歪んだ人工物条件では活動が低下し, 正常な条件との間に差がみられなくなっていました. 1ヶ月間繰り返し画像を見たために, 刺激画像に慣れた（順化が生じた）のだと考えられます（**図 11.2**）. しかし一方, 歪んだ顔を観察しているときには, 背外側前頭前皮質は1ヶ月前と変わらず依然として活動をみせることがわかったのです.

　この結果は, わたしたちは, 顔の生得的コンセプトの侵害には順応することができない一方で, 人工物の後天的コンセプトの侵害に

は，たった1ヶ月の暴露で慣れてしまえること示しています．さきにも書きましたが，椅子など人工物のコンセプトは，繰り返し体験することによって上書きされ柔軟に編集することが可能といえます．

　以上の観点を勘案すると，フランシス・ベーコンは，観る者に持続的に，また効果的に「ヴィジュアルショック」を与えることができるように，ヒト視覚認知にあらわれるこの性質とその脳機能を知らず知らずに利用して，作品の表現形式を最適化していたのかもしれません．フランシス・ベーコンの作品は，生得的コンセプトと後天的コンセプトのちがいと影響を考えるうえで最適な題材でもあるのです．

　これが認知神経科学から推測したベーコン絵画の秘密です．もちろんベーコン作品の背後にあるものが，神経科学的な事実だけで説明しきれることはありません．ベーコンと父親との関係や，戦争へとむかう世紀末の雰囲気なども当然影響していたでしょう．またもちろん，この認知の枠組みは，100％いつでも適用できるわけではないこともたしかです．ここで生得的なコンセプトとカテゴライズした顔だって，雑誌の表紙を年代順に並べただけで，趣向や好みがうつりかわっていくことは明らかですね．その雑誌が読者の趣味にも大きく影響を与えるわけですから，顔の好みも変わっていくことは予想できます．それゆえある程度の「バリエーション」は出てくるものです．しかしながら，後天的枠組みの，たとえば椅子が，どんな形の椅子でもいずれ受け入れられるようになるのに対して，それだけの極端なバリエーションは顔や身体では受け入れられない，ということもたしかな事実といえるのです．

11.4 ふたつの認知的コンセプトとふたつの美

「生得的コンセプト」と「後天的コンセプト」がわたしたちの視覚認知に重要であることを紹介しました．このような基本的な認知の枠組みは，わたしたちの視覚美の認知にも影響していそうです．この本では感性的体験，とくに美について脳がどう反応するかをみてきました．ここで，これまでお話ししたことを，これらの認知的枠組みに沿ってまとめてみることにしましょう．

まず，生得的コンセプトに対する美にはどんなものが考えられるでしょうか．このコンセプトは文化や経験によって上書きされにくいものです．そして，それに対する美は，生物的な欲求や基本的な充足に関係し，普遍性の高いものといえます．このような美は，今まで2種類みてきました．

まずひとつは，第6章で紹介した，物理的に単純な刺激における美です．点の運動と第5次視覚皮質，あるいはモンドリアン絵画の特徴と方位選択性細胞が対応していることなどをお話ししました．これら視覚皮質をふくむ視覚処理の機構の役割は，刺激の物理的な特徴の情報処理をすることでした．そして，この視覚脳の仕組みが個人個人で似ているため，それが普遍性の基盤となっている可能性が考えられました．それゆえ，これは生得的コンセプトに属する美ととらえることができます．

もうひとつは，おなじく第6章で紹介した顔の美です．顔や身体の認知は生物として生存に必須のものです．生まれたばかりの赤ちゃんでも，顔には特別な反応を示すことや，綺麗な顔を区別できることを紹介しました．また，顔は風景画や抽象画に比べて好みの個人差が小さいという特徴もありましたね．そして，まえの節では，

フランシス・ベーコンの作品を題材として，顔と身体はコンセプトの上書きができない刺激カテゴリであることもお話ししました．以上のことから，顔の美も生得的コンセプトに属する美といえます．

　それでは，後天的コンセプトの美にはどのようなものが考えられるでしょうか．こちらのコンセプトは経験や学習によって動的に形づくられるものと考えられます．育った環境や個人的経験から影響を受け，文化や社会規範に規定される部分があります．また文脈によっても柔軟に変化するものです．

　この後天的コンセプトに対する美として，たとえば第3章で紹介したモラルの美があげられます．モラルも社会規範や集団生活によって学習され，状況によって変化するものです．ですので，このような美も後天的コンセプトの範疇に入るでしょう．

　また第4章では，クチコミや社会的情報など，いろいろな文脈によってかたちを変えていくフレキシブルな美的感覚の性質も紹介しました．このフレキシブルな感覚にもとづく美も，後天的コンセプトに対応するものといえます．

　このふたつの認知的な枠組みは，2種類の快にも通じるものがあります．第7章では，まずは快を大きくふたつの種類に分け，そこから美にもふたつの種類を想定できる可能性を考えました．生理的報酬からは生物学的美（顔，身体などの美）が想定され，内的・社会的報酬からは高次の美（芸術，道徳などの美）が想定されました．これらはふたつの認知的コンセプトにも通じます．

　このあたりを表にまとめてみると，**表11.1** のようになります．表の左側，生得的コンセプトからみていきましょう．ここに分類

表 11.1　生得的コンセプトと後天的コンセプト

	生得的コンセプト	後天的コンセプト
刺激カテゴリ	生理的欲求に関係するもの（顔・身体，食物，環境など）	生理的欲求に直接関係しないもの（芸術，数理，道徳など）
関係する報酬	生理的報酬	内的・社会的報酬
後天的な影響	受けにくい	受けやすい
伴う感情価	正の感情価を伴う	負の感情価を伴うこともできる

される刺激カテゴリは顔・身体や食物，環境などです．生物的な欲求，つまり生存や配偶，安全な住処などに関係するものたちです．快感情との関係性では，生理的・一次報酬に分類されるでしょう．そのため，このような刺激を得ること自体が，直に快感情（正の感情価とよびます）にむすびつくことになります．個人の経験や学習，文化的背景のちがいなど，後天的な影響が少ないといえます．多くの人に同意される美といえるかもしれません．

　次に表の右側をみましょう．後天的コンセプトのほうです．こちらは生得的コンセプトとはちがい，いろいろな後天的要因によって形づくられていくものです．それゆえ，ここに分類できる刺激カテゴリは生得的コンセプトに属する刺激以外どんなものでも入ってくる可能性があります．たとえば芸術作品，とくに抽象芸術やコンセプチュアルアートを観賞するには，物理的刺激としての作品だけではなく，その背後にある意図や文脈を理解するための知識や訓練が必要となります．数理美もそうでしたね．このカテゴリに含まれる美の感覚は生理的報酬にむすびついている必要がなく，内的・社会的報酬と対応しています．また，生得的コンセプトの美はその性質上，正の感情価を伴うものでしたが，後天的コンセプトの美は負の感情価を伴うこともできます．生理的な欲求が満たされる必要がな

いためです．そのため美的にはポジティブでも，情動的にはネガティブという複雑な美的体験にもなりえます．第8章で紹介した崇高美や悲哀美が良い例ですね．そのほか，道徳に見出す美も，文化や育ちのちがい，その状況次第で変化するものといえるので，後天的コンセプトに対する美とよべるでしょう．

11.5 脳と美

ここで，感性的体験に関係すると考えられるおもな脳部位をもう一度みてみましょう．

第7章では，生理的報酬と内的・社会的報酬にそれぞれ対応する脳部位を紹介しました．生理的報酬に関係する脳活動は，おもに脳の深部にある大脳辺縁系の腹側線条体でよくみられます．腹側線条体は快楽の体験の発生に役割のある脳の報酬系のひとつでした．生得的コンセプトの美（生物学的美）についての神経美学研究でも，この部位の活動がよく報告されています．

一方，内的・社会的報酬に関係していたのは前頭葉の内側眼窩前頭皮質でした．この部位の活動は，生得的コンセプトの美でもみられますが，より多く報告があるのは後天的コンセプトの美（高次の美）においてです．面白いことに，逆に後天的コンセプトの美では腹側線条体の活動はあまりみられない傾向があります．

第4章と第5章では，文脈やクチコミなどの影響で，美の判断が変化する研究を紹介しました．そこでは内側眼窩前頭皮質の活動が，高次領域である背外側前頭前皮質から調節を受けている可能性をお話ししましたね．

また，第8章で紹介した悲哀美の研究では，内側眼窩前頭皮質が中部帯状皮質から結合をうけていました．中部帯状皮質は共感に関係する部位です．悲劇の主人公の痛みや哀しみに見出す美学的感性

が，このふたつの脳領域の機能結合によって実現されている可能性を紹介しました．

　これらの例のように，後天的コンセプトの美において，内側眼窩前頭皮質はほかの脳部位と機能的に結合し，協働していることが考えられます．実際，顔の美しさの判断と道徳的美しさの判断とを直接比較した実験では，顔の審美判断では腹側線条体と内側眼窩前頭皮質の両方で活動がみられましたが，道徳美の判断では内側眼窩前頭皮質のみが反応していました．ふたつの異なる種類の美には，共通する脳部位と異なる脳部位がありそうです．

　もちろんこの分類はひとつの仮説にすぎず，まだまだ考えるべきことがたくさんあります．たとえば，ふたつの枠組みが拮抗する状況ではどうなるか．つまり，生物的欲求にもとづく美と学習にもとづく罰とがセットになった選択肢では，ヒトはどう選択行動するのか？　またたとえば，芸術の美と道徳の美を，乱暴におなじジャンルとして分類してよいのか？　そのような点はまだよく考慮されてはいません．ですが，わたしたちの認知をふたつの大きな枠組みとしてとらえると，少なくとも，「変わらない美」と「柔軟な美」のふたつがあるということはいえると思います．そして，双方のちがいには脳内システムのちがいも反映していると考えられるのです．

Box 7　審美的判断と知覚的判断

　脳機能マッピングの神経美学実験では，実験参加者に美的体験の強さや美醜の判断をしてもらう課題が多くあります．そこで問題となるのは，「判断をおこなう」という行為自体が，脳の反応を引き起こすという点です．つまり，その判断が美的な判断なのか，美に関係のない判断なのかにかかわらず，何か判断をおこなうときには脳はそれによ

って何らかの活動をしているはずです．そのため，美的判断でみられる活動（たとえば内側前頭前皮質の活動）も，美の判断ではなく単に提示された刺激に対する判断行為を反映しているだけではないか，という疑問が出てきます．

　これに答えるために，審美的な判断をおこなうときの脳活動を，審美以外の判断，知覚的判断（ここでは「明るさ」の判断）をおこなうときの脳活動と比較する実験がおこなわれました [71]．内側眼窩前頭皮質が審美的判断にとくに関係しているなら，知覚的判断の際には活動が低く，審美的な判断をおこなう場合に強く反応するはずです．実験では，ふたつの絵画をひと組とするペアの絵画刺激が使われました．実験の参加者は，審美判断条件では「左右どちらの絵画がより美しいか」，知覚的判断条件では「どちらがより明るいか」を，おなじペア刺激で判断しました．この実験の結果，内側眼窩前頭皮質は審美的判断でのみ賦活し，明るさの判断では活動のみられないことがわかりました．この脳部位の活動が単なる一般的な判断行為にではなく，美しさの判断に選択的に役割があることが示されたといえます．

　さらにこの研究からは，下頭頂葉や外側前頭前皮質など，両方の判断課題で共通して賦活する部位と，内側眼窩前頭皮質や大脳基底核など審美的判断でのみ活動する部位とがあることがわかりました．下頭頂葉や外側前頭前皮質は，物体のサイズなど一般的な知覚判断をする際に役割があることが知られている一方，大脳基底核は情動処理に関係しています．つまり，審美判断が，一般的な判断をおこなうための脳内モジュールに加えて，情動に関するモジュールも利用して実現されている可能性が示されるのです．審美的判断と認知的判断とのちがいはカント哲学においても重要なテーマのひとつですが，この結果からは進化の過程で新たに美の判断についての脳部位がつけ加えられたわけでも，ある部位が急に新しい機能を得たわけでもないといえそうです．脳内に，美に特化した独立したシステムがあるのではなく，従来からある機構を駆使し，内側眼窩前頭皮質をはじめとする複数の部

位が協働しているのではないかと考えられています.

美の認知神経科学

12.1 真, 善, そして美

　美を考えるとき, わたしたちは多くの場合, 芸術の美を念頭においてしまいます. ですが, この本で紹介してきた研究からわかる通り, 美は人のおこなう判断全般にひろく立ち現れるものです. 芸術にも, 道徳にも, 数学にも, 生き方にも. 美は日常に遍在するユビキタスな感覚なのです. 重度のうつ病やアンヘドニア（失快感症）など一部の特殊な疾患を除けば, 誰もが日常的に経験する, いわば万人に共通して備わっている一種の感覚ともいえるかもしれません. それでは, そのようにわたしたちの判断に遍在する美という感覚は, わたしたちにどんな意味をもっているのでしょうか？　神経美学の研究を通して, 美について何かを学ぶことができたのでしょうか？

　ひとつには, わたしたちの直面するさまざまな選択場面におい

て，その判断材料となる重要な「決定因子」としての役割が，美の感覚にあるものと考えられることです．その判断とは，もしかしたら「正しさ」や「善」に関係しているのではないでしょうか．プラトン哲学やイデア論では，「真・善・美」とは，ヒトが理想とし追求する普遍的な価値とされます．本書でお話ししたように，わたしたちには善と美を，そして真と美をむすびつける認知的バイアスがあります．その点で，美の感覚とは，ものごとの「正しさ」や「善」を判断するための，ある種の情動的な情報を運ぶ機能をもっているといえるかもしれません．そうであるなら，この決定因子は繁殖，道徳，芸術などさまざま対象に適用できるものといえます．種の保存や個体の生存への圧力が比較的少ない現代文明社会で，わたしたちはこの「美」とよばれる決定因子を，とくに芸術において頻繁に使っていますが，人類の祖先の生活では，配偶個体の選択や安全な居住場所などを判断する際に，非常に重要な役割があったのだと想像することができます [72].

　また，生存圧力が弱い現代だからこそ，何が正しく，何が善であるかは，その時々の状況や社会的文脈によってうつりかわっていくものでもあります．わたしたちがいつも抱える問題は，真も善も，いつもそこに「正しい答え」というものが厳然と存在してくれるわけではないことです．前提や立場や状況で，常に変わっていってしまうのです．正しい答え，絶対的なものがない世界で，わたしたちがすがることのできる道標のようなもの，それが人間ひとりひとりがもつ美の感覚なのではないかと思うのです．

12.2　生物的欲求と人間的品性

　美は少なくとも2種類に分類できることをお話ししました．ある種の美の感覚は，普遍的でみんなが共有できるものでした．すなわ

ち生得的な美（生物学的美）として紹介した美です．それは腹側線条体を基盤とした生物的欲求，つまり一次報酬を追求するための脳内システムにのっているものでした．

　もう一方の美は，その人その人の生きてきた環境や培ってきた経験によってパーソナライズされ，そのときどきの文脈に修飾され，動的に形づくられる柔軟性をもつものでした．すなわち，後天的な美（高次の美）です．そしてそれは内側眼窩前頭皮質を中心とした美の判断の脳内ネットワークと，背外側前頭前皮質などの高次脳領域との相互作用を基盤としていることをお話ししました．

　快感の科学では，「強化」という概念があります．何か報酬（ご褒美）が得られることで，そのご褒美を得られた原因となる行為をもっとする（強化する）ようになります．この行為を強化する報酬自体を「強化子」とよんでいます．お腹がすいているときの食べ物も強化子ですし，お金も強化子になります．生得的な美は，そもそもが一次報酬，生理的報酬につながっているために，それ自体が快楽になり，それ自体で動因，つまり強化子になるといえます．

　ところが，後天的な美は単純な快楽と言い切ることができませんね？　悲劇芸術に見出す美，寂寥に見出す美，自己犠牲に感じる美，これら負の感情価を伴う美は，決して単純な快楽ではありません．その美は，ときに痛く哀しく，生存の最適化とは真逆の方向に向かっているとさえ思えます．しかし，同時にこれらは，道徳や利他性などといった人間性の根幹に深く関わっているものが多いのです．

　ネガティブな感情価を追い求めることは，生物としては理にかなっていません．だれも自分からすすんで悲しくなったり，自分の生存を脅かすことなどしたくはないでしょう．しかし，生理的な快楽

の伴わないものごとに「意義」を与え，そこへ向けて自分たちを動
機づける力が人間にはあります．その力をわれわれに与えることこ
そが，後天的な美のひとつの役割なのかもしれません．それは生物
的欲求をこえて，人間らしく生きるための力ということもできるで
しょう．快楽に根ざす生物的欲求と，意義を拠り所とする人間的品
性．アリストテレスは「人間の幸福は，ヘドニア（快楽）とエウダ
イモニア（意義）のふたつの大きな要素からなる」と説きました．
先天的美と後天的美の関係も，この枠組みとしてみることもできそ
うです．生理的快楽を伴わないエウダイモニア．後天的美は，そん
なエウダイモニアへの強化子となっているのかもしれないと考えて
います．わたしたちは，このふたつの美の脳の基盤を，さまざまな
判断の拠り所としているのかもしれません．

　ここでお話ししたことは，もちろん経験科学的な根拠のまだない
仮説にすぎません．ですが，美的感性を判断の拠り所としようとす
る話は，実は自然科学にも見つけることができます．量子電磁気学
の発展に大きく貢献したポール・ディラックは，こう言いのこしま
した．

　　「相対性理論がこれほど物理学者に受け入れられているのは，
　　その数学的な美しさからである．芸術における美が定義できな
　　いのと同じく，数学的な美しさを定義することは非常に難し
　　い．しかし，数学を学ぶ者であれば，その価値を感じることは
　　容易である．自然の基本法則を数学であらわそうとするとき，
　　単純さと美しさが同時に求められることはよくあることだ．し
　　かし，もし両者が相容れない場合は，後者を優先させるべきで
　　ある．」

自然の法則を明らかにするために美を判断の拠り所として重視した
もう一人の人物は，ヘルマン・ワイルです．ワイルは，相対性理論
と電磁気学をむすびつけるための理論を構築した人物です．ワイル
にとって，その理論は非常に美しいものでした．ですが，当時の数
学者たちにとっては，それは従来の数学が積み重ねた知識に，数学
的真実に，真っ向から楯突くものだったといいます．ワイルは言い
ます．

> 「わたしはいつも，真実を美と統一しようと試みてきた．しか
> し，どちらか一方を選ばざるを得ないときには，わたしはいつ
> も美を選んだ.」

彼の論文の発表後，量子力学の発展を待って，ヘルマン・ワイルの
理論はようやく学界に受け入れられることになります．その美しさ
からではなく，その正しさから．

引用文献

第 1 章

[1] https://www.gold.ac.uk/pg/msc-psychology-arts-neuroaesthetics-creativity/

[2] Anderson, B. L., & Winawer, J. (2005). Image segmentation and lightness perception. *Nature*, 434(7029), 79.

[3] Pearce, M. T., Zaidel, D. W., Vartanian, O., Skov, M., Leder, H., Chatterjee, A., & Nadal, M. (2016). Neuroaesthetics: The cognitive neuroscience of aesthetic experience. *Perspectives on Psychological Science*, 11(2), 265–279.

第 2 章

[4] Bell, C. (1921). *Art*. London: Chatto and Windus. 292.

[5] Vartanian, O., & Goel, V. (2004). Neuroanatomical correlates of aesthetic preference for paintings. *Neuroreport*, 15(5), 893–897.

[6] Kawabata, H., & Zeki, S. (2004). Neural correlates of beauty. *Journal of neurophysiology*, 91(4), 1699–1705.

[7] 『崇高と美の観念の起源』エドマンド・バーク，みすず書房，中野好之訳，1999（原著：Burke, E. (1757). *A philosophical enquiry into the origin of our ideas of the sublime and beautiful*. London: R. and J. Dodsley. 175 p.）

[8] Ishizu, T., & Zeki, S. (2011). Toward a brain-based theory of beauty. *PLoS ONE*, 6(7), e21852.

[9] Pegors, T. K., Kable, J. W., Chatterjee, A., & Epstein, R. A. (2015). Common and unique representations in pFC for face and place attractiveness. *Journal of cognitive neuroscience*, 27(5), 959–973.

第 3 章

[10] Zeki, S., Romaya, J. P., Benincasa, D. M., & Atiyah, M. F. (2014). The experience of mathematical beauty and its neural correlates. *Frontiers in Human Neuroscience*, 8, 68.

[11] Tsukiura, T., & Cabeza, R. (2010). Shared brain activity for aesthetic and moral judgments: implications for the Beauty-is-Good stereotype. *Social Cognitive and Affective Neuroscience*, 6(1), 138–148.

[12] Wang, T., Mo, L., Mo, C., Tan, L. H., Cant, J. S., Zhong, L., & Cupchik, G. (2014). Is moral beauty different from facial beauty? Evidence from an fMRI study. *Social Cognitive and Affective Neuroscience*, 10(6), 814–823.

[13] Tsay, C. J. (2013). Sight over sound in the judgment of music performance. *Proceedings of the National Academy of Sciences*, 110(36), 14580–14585.

[14] Shahani, C., Dipboye, R. L., & Gehrlein, T. M. (1993). Attractiveness bias in the interview: Exploring the boundaries of an effect. *Basic and Applied Social Psychology*, 14(3), 317–328.

[15] Gheorghiu, A. I., Callan, M. J., & Skylark, W. J. (2017). Facial appearance affects science communication. *Proceedings of the National Academy of Sciences*, 201620542.

[16] Young, L., Bechara, A., Tranel, D., Damasio, H., Hauser, M., & Damasio, A. (2010). Damage to ventromedial prefrontal cortex impairs judgment of harmful intent. *Neuron*, 65(6), 845–851.

[17] Cattaneo, Z., Lega, C., Flexas, A., Nadal, M., Munar, E., & Cela-Conde, C. J. (2013). The world can look better: enhancing beauty experience with brain stimulation. *Social Cognitive and Affective Neuroscience*, 9(11), 1713–1721.

第 4 章

[18] Washington Post 'Stop and Hear the Music'

（https://www.youtube.com/watch?v=hnOPu0_YWhw）

[19] Plassmann, H., O'Doherty, J., Shiv, B., & Rangel, A. (2008). Marketing actions can modulate neural representations of experienced pleasantness. *Proceedings of the National Academy of Sciences*, 105(3), 1050-1054.

[20] Kirk, U., Skov, M., Hulme, O., Christensen, M. S., & Zeki, S. (2009). Modulation of aesthetic value by semantic context: An fMRI study. *Neuroimage*, 44(3), 1125-1132.

[21] Edelson, M. G., Dudai, Y., Dolan, R. J., & Sharot, T. (2014). Brain substrates of recovery from misleading influence. *Journal of Neuroscience*, 34(23), 7744-7753.

[22] Kirk, U., Harvey, A., & Montague, P. R. (2011). Domain expertise insulates against judgment bias by monetary favors through a modulation of ventromedial prefrontal cortex. *Proceedings of the National Academy of Sciences*, 108(25), 10332-10336.

[23] Lauring, J. O., Pelowski, M., Forster, M., Gondan, M., Ptito, M., & Kupers, R. (2016). Well, if they like it... Effects of social groups' ratings and price information on the appreciation of art. *Psychology of Aesthetics, Creativity, and the Arts*, 10(3), 344.

[24] Berns, G. S., Capra, C. M., Moore, S., & Noussair, C. (2010). Neural mechanisms of the influence of popularity on adolescent ratings of music. *Neuroimage*, 49(3), 2687-2696.

[25] Ticini, L. F., Rachman, L., Pelletier, J., & Dubal, S. (2014). Enhancing aesthetic appreciation by priming canvases with actions that match the artist's painting style. *Frontiers in Human Neuroscience*, 8, 391.

[26] Leder, H., Bär, S., & Topolinski, S. (2012). Covert painting simulations influence aesthetic appreciation of artworks. *Psychological Science*, 23(12), 1479-1481.

第 5 章

[27] Pihko, E., Virtanen, A., Saarinen, V. M., Pannasch, S., Hirvenkari, L., Tossavainen, T., ... & Hari, R. (2011). Experiencing art: the influence of expertise and painting abstraction level. *Frontiers in Human Neuroscience*, 5, 94.

[28] Vogt, S., & Magnussen, S. (2007). Expertise in pictorial perception: eye-movement patterns and visual memory in artists and laymen. *Perception*, 36(1), 91–100.

[29] Bruce, V., & Young, A. (1986). Understanding face recognition. *British journal of psychology*, 77(3), 305–327.

第 6 章

[30] Gheorghiu, D., & Cyphers, A. (Eds.). (2010). *Anthropomorphic and Zoomorphic Miniature Figures in Eurasia, Africa and Meso-America*: *Morphology, Materiality, Technology, Function and Context*. Archaeopress.

[31] Reid, V. M., Dunn, K., Young, R. J., Amu, J., Donovan, T., & Reissland, N. (2017). The human fetus preferentially engages with face-like visual stimuli. *Current Biology*, 27(12), 1825–1828.

[32] Zeki, S., & Stutters, J. (2012). A brain-derived metric for preferred kinetic stimuli. *Open Biology*, 2(2), 120001.

[33] Goren, C. C., Sarty, M., & Wu, P. Y. (1975). Visual following and pattern discrimination of face-like stimuli by newborn infants. *Pediatrics*, 56(4), 544–549.

[34] Fantz, R. L. (1963). Pattern vision in newborn infants. *Science*, 140(3564), 296–297.

[35] Langlois, J. H., Ritter, J. M., Roggman, L. A., & Vaughn, L. S. (1991). Facial diversity and infant preferences for attractive faces. *Developmental Psychology*, 27(1), 79.

[36] Langlois, J. H., Roggman, L. A., & Rieser-Danner, L. A. (1990). Infants' differential social responses to attractive and unattractive

faces. *Developmental Psychology*, 26(1), 153.

[37] DeLoache, J. S. (2004). Becoming symbol-minded. *Trends in Cognitive Sciences*, 8(2), 66-70.

[38] Rübeling, H., Keller, H., Yovsi, R. D., Lenk, M., Schwarzer, S., & Kühne, N. (2011). Children's drawings of the self as an expression of cultural conceptions of the self. *Journal of Cross-Cultural Psychology*, 42(3), 406-424.

[39] Eng, H. (2013). *The psychology of children's drawings: From the first stroke to the coloured drawing*. Routledge.

[40] Ramachandran, V. S., & Hirstein, W. (1999). The science of art: A neurological theory of aesthetic experience. *Journal of Consciousness Studies*, 6(6-7), 15-51.

[41] Bateson, P., & Laland, K. N. (2013). Tinbergen's four questions: an appreciation and an update. *Trends in Ecology & Evolution*, 28(12), 712-718.

[42] Pinker, S. (1999). How the mind works. *Annals of the New York Academy of Sciences*, 882(1), 119-127.

[43] 渡辺茂, 美の起源—アートの行動生物学, 共立スマートセレクション 10, 2016.

[44] Hubel, D. H., & Wiesel, T. N. (1962). Receptive fields, binocular interaction and functional architecture in the cat's visual cortex. *The Journal of physiology*, 160(1), 106-154.

第7章

[45] Berridge, K. C., & Kringelbach, M. L. (2008). Affective neuroscience of pleasure: reward in humans and animals. *Psychopharmacology*, 199(3), 457-480.

[46] 報酬を期待する脳—ニューロエコノミクスの新展開, 苧阪直行 編, 新曜社, 2015.

[47] Pecina, S., Cagniard, B., Berridge, K. C., Aldridge, J. W., & Zhuang, X. (2003). Hyperdopaminergic mutant mice have higher "wanting"

but not "liking" for sweet rewards. *Journal of Neuroscience*, 23(28), 9395-9402.

[48] クリンゲルバック ML, & ベリッジ KC. (2013). 神経科学 快楽の神経回路. 日経サイエンス, 43(1), 54-60.

[49] Kim, H., Adolphs, R., O'Doherty, J. P., & Shimojo, S. (2007). Temporal isolation of neural processes underlying face preference decisions. *Proceedings of the National Academy of Sciences*, 104(46), 18253-18258.

[50] Brown, S., Gao, X., Tisdelle, L., Eickhoff, S. B., & Liotti, M. (2011). Naturalizing aesthetics: brain areas for aesthetic appraisal across sensory modalities. *Neuroimage*, 58(1), 250-258.

[51] Vartanian, O., Navarrete, G., Chatterjee, A., Fich, L. B., Leder, H., Modroño, C., ... & Skov, M. (2013). Impact of contour on aesthetic judgments and approach-avoidance decisions in architecture. *Proceedings of the National Academy of Sciences*, 110(Supplement 2), 10446-10453.

[52] Vessel, E. A., Maurer, N., Denker, A. H., & Starr, G. G. (2018). Stronger shared taste for natural aesthetic domains than for artifacts of human culture. *Cognition*, 179, 121-131.

第 8 章

[53] Ishizu, T., & Zeki, S. (2014). A neurobiological enquiry into the origins of our experience of the sublime and beautiful. *Frontiers in Human Neuroscience*, 8, 891.

[54] Piff, P. K., Dietze, P., Feinberg, M., Stancato, D. M., & Keltner, D. (2015). Awe, the small self, and prosocial behavior. *Journal of Personality and Social Psychology*, 108(6), 883.

[55] Taruffi, L., Pehrs, C., Skouras, S., & Koelsch, S. (2017). Effects of sad and happy music on mind-wandering and the default mode network. *Scientific Reports*, 7(1), 14396.

[56] Kawakami, A., Furukawa, K., Katahira, K., & Okanoya, K. (2013).

Sad music induces pleasant emotion. *Frontiers in Psychology*, 4, 311.

[57]　Ishizu, T., & Zeki, S. (2017). The experience of beauty derived from sorrow. *Human Brain Mapping*, 38(8), 4185–4200.

[58]　Fan, Y., Duncan, N. W., de Greck, M., & Northoff, G. (2011). Is there a core neural network in empathy? An fMRI based quantitative meta-analysis. *Neuroscience & Biobehavioral Reviews*, 35(3), 903–911.

第 9 章

[59]　Sorokowski, P., Kościński, K., & Sorokowska, A. (2013). Is beauty in the eye of the beholder but ugliness culturally universal? Facial preferences of Polish and Yali (Papua) people. *Evolutionary Psychology*, 11(4), 147470491301100414.

[60]　Armony, J. L., & Dolan, R. J. (2002). Modulation of spatial attention by fear-conditioned stimuli: an event-related fMRI study. *Neuropsychologia*, 40(7), 817–826.

[61]　Ishizu, T., & Sakamoto, Y. (2017). Ugliness as the fourth wall-breaker: Comment on "Move me, astonish me... delight my eyes and brain: The Vienna Integrated Model of top-down and bottom-up processes in Art Perception (VIMAP) and corresponding affective, evaluative, and neurophysiological correlates" by Matthew Pelowski et al. *Physics of Life Reviews*, 21, 138.

第 10 章

[62]　Limb, C. J., & Braun, A. R. (2008). Neural substrates of spontaneous musical performance: An fMRI study of jazz improvisation. *PLoS ONE*, 3(2), e1679.

[63]　Liu, S., Chow, H. M., Xu, Y., Erkkinen, M. G., Swett, K. E., Eagle, M. W., ... & Braun, A. R. (2012). Neural correlates of lyrical improvisation: an fMRI study of freestyle rap. *Scientific Reports*,

2, 834.

[64] https://www.ted.com/talks/charles_limb_your_brain_on_
improv?language=en

[65] Lauring, J. O., Ishizu, T., Kutlikova, H. H., Dörflinger, F., Haugbøl, S., Leder, H., ... & Pelowski, M. (2019). Why would Parkinson's disease lead to sudden changes in creativity, motivation, or style with visual art?: A review of case evidence and new, contextual, and genetic hypotheses. *Neuroscience & Biobehavioral Reviews*.

[66] Forsythe, A., Williams, T., & Reilly, R. G. (2017). What paint can tell us: A fractal analysis of neurological changes in seven artists. *Neuropsychology*, 31(1), 1.

[67] Hawley-Dolan, A., & Winner, E. (2011). Seeing the mind behind the art: People can distinguish abstract expressionist paintings from highly similar paintings by children, chimps, monkeys, and elephants. *Psychological Science*, 22(4), 435-441.

第 11 章

[68] Zeki, S., & Ishizu, T. (2013). The "Visual Shock" of Francis Bacon: an essay in neuroesthetics. *Frontiers in Human Neuroscience*, 7, 850.

[69] Downing, P. E., Chan, A. Y., Peelen, M. V., Dodds, C. M., & Kanwisher, N. (2005). Domain specificity in visual cortex. *Cerebral Cortex*, 16(10), 1453-1461.

[70] Chen, C. H., & Zeki, S. (2011). Frontoparietal activation distinguishes face and space from artifact concepts. *Journal of Cognitive Neuroscience*, 23(9), 2558-2568.

[71] Ishizu, T., & Zeki, S. (2013). The brain's specialized systems for aesthetic and perceptual judgment. *European Journal of Neuroscience*, 37(9), 1413-1420.

第 12 章

[72]　情動と言語・芸術—認知・表現の脳内メカニズム，川畑秀明，森悦朗編，朝倉書店，2018，第 1 章『美的判断の脳神経科学的基盤』.

おわりに

　本書では，美について認知神経科学の研究を中心に神経美学という学問の紹介をしてきました．神経美学はこうした方向だけではなく，最初の**図 1.2** に示したように美以外の美学的体験の検討（本書でも崇高，悲哀美などは紹介しました）や，芸術知覚・認知についての研究も活発におこなわれています [3]．しかしながら，美学的体験や芸術の認知神経科学研究に対しては，まだまだ色々な批判があることも事実です．そのひとつは，脳の機能という一側面から芸術や美的感性について考えても，包括的な理解は望めないのではないかという意見です．それゆえ，美と感性の学問を定性的なアプローチの状態にとどめておくことが，これまで暗黙的に科学でも人文学でも受け入れられてきたといえるでしょう．ですが，この本で紹介してきた脳機能を可視化する研究からわかる通り，美の体験は，やはり物質としての脳の活動と対応関係をもち，また脳活動への人為的な介入や脳損傷によっても変容しえるものです．その面で，美の体験について物理的に測定可能な客観性を認めることによって，その理解と議論を深めることができるはずです．そのようなアプローチは，美学や美の哲学を扱う人文の観点からは忌避されることが多いかもしれません．しかし，経験主義からの実証的アプローチは，人類にとって美とは何であるのかを考えるうえで，たとえ小さくとも，ひとつの助けとなることは確かなことと思えます．

　超越的な美という概念は，実証的な現代美学理論では扱われな

くなりました．それでもヒトはそれを感じることを，それを追い求めることを止められない．わたしたちが感じている，力強くも曖昧なこの感覚は，「美」という名を与えられる以前から，わたしたちの主観性のなかに確かにあったはずです．神経美学は，重なりあうベールのむこう側に在る「それ」の，ただ一端を垣間見せてくれるだけかもしれません．しかし，心的状態の計測という技術は，かつて美の研究の先人たちが見透かすことのできなかったベールのひとつを，必ず開くことができると信じています．そして，「科学は客観的計測に立脚する」という考えに立てば，わたしたちはいま，美というきわめて主観的な体験を，科学の対象として研究することができるようになったといえるでしょう．

神経美学の若きエース

コーディネーター　渡辺　茂

　筆者の石津智大さんは，慶應義塾大学博士課程を修了後，2009 年から英国ロンドン大学ユニバーシティ校（UCL）で，この本でもたびたび登場する神経美学の泰斗セミール・ゼキ教授と多くの研究を行った．実験心理学と脳機能画像法の技術を活かし，人文学的な問い（美醜の体験，感性，芸術作品の知覚など）の認知神経科学的研究を行う，神経美学という新しい学際領域の若き第一人者である．

　私が若かった頃は，人の神経心理はまことに頼りない学問であり，動物実験をしていた者としては大丈夫なのかとずいぶん心配したものである．MRI の発展，特に機能的 MRI の発展はヒトの脳研究を一変させた．もちろん，現在でも MRI は信用できないという評価もあり，実際，神経活動の記録としては間接的であることは否めない．それでも，現在では「脳抜き」の実験心理学はあり得ないだろう．

　石津さんは，1) 審美的判断の脳内機構，2) 両義図やトリックアートの知覚研究，3) 悲哀や崇高さなどの感情に関する研究などで多くの成果をあげており，この本はそのような経験に基づいて，神経美学をわかりやすく紹介したものである．美学の基盤は哲学かもしれないが，美は人間が実際に感じるものであり，経験科学の対象でもある．実際，グスタフ・フェヒナーの実験美学以来多くの実証的な研究が行われてきた．神経美学はそのような経験科学的研究の流れが神経科学まで及んだものである．

　日本学術会議には「行動生物学分科会」という分科会が設置されているが，委員の半分くらいは生物学ではなく，実験心理学の出身者である．これは生物学の主たる分野が分子生物学一辺倒になってしまい，動物の個体としての行動の研究はむしろ心理学者が担うという状況を反映しているのだと思う．行動生物学という分野は，何をしているのかはなんとなく想像がつくだろうが，一般的には知名度が低い．行動生物学分科会では興味尽きないこの分野をなんとか広く知ってもらいたいと思い，中等教育で当該テーマを取り上げるように運動し，又，一般啓蒙活動も行っている．その一貫として，共立出版のスマートセレクションの中で行動生物学の関連書籍をシリーズで出版することを企画した．最初の出版は拙著『美の起源—アートの行動生物学—』であり，この本が2番目ということになる．どちらも美に関するものであるが，拙著は美の生物学的起源を問題として，動物にもヒトのアート類似の行動があるのか，動物はヒトが作ったアートを認知したり，楽しむことができるのか，といった観点から解説したものであるのに対し，この本は美の神経機構に特化した解説になっている．

　ずいぶん前に慶應義塾大学で美に関する国際シンポジウムを開催したことがある．このときはゼキ教授をはじめ，美学の教授，実際に制作を行っている教授など，多分野の研究者を集めた意欲的な企画であったが，同時に美を論ずるのは難しいものであることをつくづく実感した．美学の先生が，「美とは制度である」という難しい論を展開される一方で，ゼキさんは「美は脳の中に局在する」と主張する．美大の先生に「つまり美とは何か？」と質問すると「それはわからない，しかし，私はそれが美かどうかはすぐ判断できる」と胸を張られる．聴いている分には面白いが，司会者としてはかなり苦労した記憶がある．しかし，最近では美の動物研究，神

経科学研究が盛んになり，出版物も次々と出ている．2011 年には
パリ第 10 大学で美についての国際シンポジウムが開催され，その
結果は，*Current Perspectives on Sexual Selection*:*What's left
after Darwin*（Springer, 2015）として出版されている．題目が示
すように，いわゆるダーウィン美学が大きな論点であった．

　本書の第 1 章は，神経美学が何を扱う学問なのかの紹介である．
読者はぜひ，この第 1 章を飛ばさずに読んで欲しい．第 2 章は視覚
的，聴覚的な美の神経機構の説明である．しかし，美は視覚芸術や
音楽に限られたものではなく，数学者は数学的な美を感じるし，道
徳的な美というものも考えられる．日常的には，そういうものもあ
るかもしれない，と思われるにすぎないが，神経機構の共通性と特
異性として実証的にとらえたのが第 3 章で，大変興味深い．第 4 章
は美的判断が美を取り巻く要因にどのように影響されるのかを説い
たもので，心理学出身の石津さんの面目躍如たるものがある．いわ
ゆるブランド力などもそのようなものである．第 5 章は私たちの知
覚の制約とエキスパートの見方の比較をしたもので，知覚研究の成
果が取り上げられている．美にも進化と発達という問題があり，第
6 章では原始的な絵画や児童画の不思議が紹介されている．由来，
児童画に魅せられた芸術家は少なくない．美に接することは楽し
い．快感である．では他の快感を含めてすべては単一の脳内快シス
テムに帰着するのだろうか．第 7 章ではこの問題が取り上げられ，
石津さんは美には生理的・生物学的欲求に基づくものと経験や社会
によって形成されたものに区別できるとしている．第 8 章は一転し
て，楽しくない美がテーマになる．そんなものがあるだろうか．し
かし，私たちは悲劇を楽しみ（？），崇高さに美を感じる．これは
美学の昔からのテーマであるが，石津さんはこの問題に神経美学か
ら取り組む．第 9 章ではさらに進んで，醜を扱う．現代アートを観

ると，いわれなければ芸術作品とは思えないものもあるが，明らかに嫌悪感を催すような醜いものもある．なぜ，醜もまたヒトは求めるのか．

これまでの章では美を観る，感じる，ということの神経機構の説明であったが，第10章は美の創造がテーマであり，ジャズ・ミュージシャンの脳活動が取り上げられる．この方面の研究は多くはないが，今後の発展が期待できる分野であり，興味尽きない．第11，12章はまとめにあたるもので，認知神経科学がいかに美学に貢献できるかを述べ，また筆者の基本的立場も述べられている．

私はヒト以外の動物でも美に対する感受性はあり，また美を創造することもできると考えている．その意味で，美こそがヒトをヒトたらしめるものだとか，アートはヒト固有のものだ，という考え方には与しない．しかし，美がヒトにおいて最も発達していることは論を待たない．同じことは道具の作成，コミュニケーション能力，知能に関してもいえることであって，連続性を推定できることはあっても，それらのヒトにおける発展がずば抜けていることはいうまでもない．美はそれ自体が美として価値をもつ前になんらかの機能があり，やがて，本来の機能から離れて自律的に美として価値をもち快感を起こすものとなり，自律的な美の論理によってさらに洗練されていったと見るべきだろう．動物の美の研究は，美の快感が本来何に基づいていたのかを明らかにする．そして神経美学は経験科学として，さまざまな美の共通性と差異を明らかにするだろう．美学の先生からは「美は制度である」と指摘されたが，美が制度となったときに脳内には何らかの変化があったに違いなく，また素朴に美と感じるものと，制度として獲得された美では脳内処理が違うはずである．最初に述べた美学者の意見とゼキの意見は神経科学的に

統合して理解できるはずだ．この本を読まれた若い方が，これらの謎に挑戦しようと思われることを祈っている．するべきことは山のように聳えている．怯まず進んで欲しい．

索 引

memo

memo

著　者

石津智大（いしづ　ともひろ）

2009 年　慶應義塾大学大学院社会学研究科心理学専攻博士課程単位取得退学

現　　在　関西大学文学部心理学専修教授　博士（心理学）

専　　門　神経美学，認知神経科学，実験心理学

コーディネーター

渡辺　茂（わたなべ　しげる）

1975 年　慶應義塾大学大学院社会学研究科博士課程修了

現　　在　慶應義塾大学名誉教授　文学博士

専　　門　実験心理学，神経科学，比較認知科学

共立スマートセレクション 30
Kyoritsu Smart Selection 30

神経美学
—美と芸術の脳科学

Neuroaesthetics
—Arts, Mind, and the Brain

2019 年 8 月 30 日　初版 1 刷発行
2025 年 4 月 25 日　初版 7 刷発行

著　者　石津智大　　© 2019

コーディネーター　渡辺　茂

発行者　南條光章

発行所　**共立出版株式会社**
郵便番号　112-0006
東京都文京区小日向 4-6-19
電話　03-3947-2511 （代表）
振替口座　00110-2-57035
www.kyoritsu-pub.co.jp

印　刷　大日本法令印刷
製　本　加藤製本

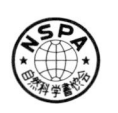 一般社団法人
自然科学書協会
会員

検印廃止
NDC 701.4, 141.51, 493.7

ISBN 978-4-320-00930-1　　Printed in Japan

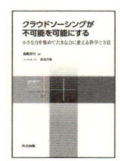

見つかる（未来），深まる（知識），広がる（世界）

共立 スマート セレクション

［数学／情報・コンピュータ／認知科学・心理学 編］

「面白い」「重要」「役立つ」「知識が深まる」「最先端」をキーワードにテーマを精選！

＊以下続刊＊

【各巻：B6判・並製・税込価格】
（価格は変更される場合がございます）

www.kyoritsu-pub.co.jp　　共立出版　　https://www.facebook.com/kyoritsu.pub